AF357350

BIBLIOTHÈQUE MÉDICALE

PUBLIÉE SOUS LA DIRECTION

DE MM.

J.-M. CHARCOT	G.-M. DEBOVE
Professeur à la Faculté de médecine de Paris, membre de l'Institut.	Professeur à la Faculté de médecine de Paris, médecin de l'hôpital Andral.

BIBLIOTHÈQUE MÉDICALE
CHARCOT-DEBOVE

VOLUMES PARUS DANS LA COLLECTION

V. Hanot. — La Cirrhose hypertrophique avec ictère chronique.
G.-M. Debove et Courtois-Suffit. — Traitement des Pleurésies purulentes.
J. Comby. — Le Rachitisme.
Ch. Talamon. — Appendicite et Pérityphlite.
G.-M. Debove et Rémond (de Metz). — Lavage de l'estomac.
J. Seglas. — Des Troubles du langage chez les aliénés.
A. Sallard. — Les Amygdalites aiguës.
L. Dreyfus-Brisac et I. Bruhl. — Phtisie aiguë.
P. Sollier. — Les Troubles de la mémoire.
De Sinety. — De la Stérilité chez la femme et de son traitement.
G.-M. Debove et J. Renault. — Ulcère de l'estomac.
G. Daremberg. — Traitement de la phtisie pulmonaire. 2 vol.
Ch. Luzet. — La Chlorose.
E. Mosny. — Broncho-Pneumonie.
A. Mathieu. — Neurasthénie.
N. Gamaleïa. — Les Poisons bactériens.
H. Bourges. — La Diphtérie.
Paul Blocq. — Les Troubles de la marche dans les maladies nerveuses.
P. Yvon. — Notions de pharmacie nécessaires au médecin. 2 vol.
L. Galliard. — Le Pneumothorax.
E. Trouessart. — La Thérapeutique antiseptique.
Juhel-Rénoy. — Traitement de la fièvre typhoïde.
J. Gasser. — Les Causes de la fièvre typhoïde.
G. Patein. — Les Purgatifs.
A. Auvard et E. Caubet. — Anesthésie chirurgicale et obstétricale.
L. Catrin. — Le Paludisme chronique.
Labadie-Lagrave. — Pathogénie et traitement des Néphrites et du mal de Bright.
E. Ozenne. — Les Hémorroïdes.
Pierre Janet. — État mental des hystériques. — Les stigmates mentaux.
H. Luc. — Les Névropathies laryngées.

POUR PARAITRE PROCHAINEMENT

L. Capitan. — Thérapeutique des maladies infectieuses.
Chambard. — Morphinomanie.
R. du Castel. — Tuberculoses cutanées.
J. Comby. — Les Oreillons.
Legrain. — Microscopie clinique.
Boulloche. — Les Angines à fausses membranes.
J. Arnould. — La Désinfection publique.
Achalme. — Érysipèle.
Richardière. — La Coqueluche.
Barbier. — La Rougeole.
Boulay. — Pneumonie lobaire aiguë. 2 vol.

Chaque volume se vend séparément. Relié : 3 fr. 50.

LES
NÉVROPATHIES LARYNGÉES

PAR

LE DR H. LUC

AVEC 17 FIGURES INTERCALÉES DANS LE TEXTE

PARIS

RUEFF ET CIE, ÉDITEURS

106, BOULEVARD SAINT-GERMAIN, 106

A

MON AMI BABINSKI

AVANT-PROPOS

Nous avons accepté avec plaisir la proposition que MM. les professeurs Charcot et
Debove ont bien voulu nous faire de traiter la
question des *névropathies laryngées* dans la
collection fondée et si heureusement dirigée
par eux.

L'importance d'un pareil sujet n'est rien
moins que limitée à la laryngologie. Il touche
en effet aux points les plus nouveaux de l'a-
natomo-physiologie et de la pathologie nerveuses, et nul n'est mieux fait pour mettre en
lumière les éclatants services rendus à la
clinique par le miroir laryngé dans le dia-

gnostic des affections bulbo-spinales, services qui peuvent être comparés à ceux de l'ophtalmoscope dans le diagnostic des maladies intra-crâniennes.

D'autre part, les débats retentissants qui se sont élevés dans ces dernières années entre les laryngologistes les plus éminents, au sujet de l'interprétation de certains troubles moteurs du larynx, d'origine récurrentielle ou bulbaire, et relativement au centre cortical laryngé, donnent à notre sujet un véritable *intérêt d'actualité*.

Aussi sera-ce pour nous une réelle satisfaction d'avoir contribué à généraliser des faits qu'aucun laryngologiste n'ignore assurément aujourd'hui, mais qui n'avaient peut-être pas encore profondément pénétré dans la partie du monde médical non adonnée à des études aussi spéciales.

Il est une question, celle des paralysies laryngées, vaste et complexe s'il en fut, dont nous n'avons pu nous défendre de nous occuper ici avec une sorte de prédilection. Nous avons cherché à l'exposer le plus clairement possible, en nous inspirant de la *méthode* du maître de la Salpêtrière, et à substituer aux descriptions plus ou moins théoriques qu'en donnent la plupart des traités classiques une classification basée sur la clinique et sur l'anatomie pathologique.

Nous manquerions aux règles les plus élémentaires de la justice si nous ne reconnaissions que notre tâche a été singulièrement facilitée par la lecture de plusieurs ouvrages dont quelques-uns nous ont été gracieusement envoyés par leurs auteurs, sur le désir que nous leur en avions exprimé.

Nous signalerons tout d'abord l'excellent traité des maladies du larynx de Gottstein où la pathologie nerveuse du larynx se trouve largement représentée, les thèses de Poyet et de Lubet-Barbou, les recueils de leçons de Moure, de Massei, les remarquables monographies de Dreyfuss et de Burger sur les troubles laryngés dans le tabes.

Nous devons une reconnaissance toute spéciale à MM. les professeurs B. Fränkel et H. Krause ainsi qu'à notre ami le Dr Cartaz pour l'aimable empressement qu'ils ont mis à nous faire parvenir leurs travaux personnels, relatifs aux questions que nous avions à traiter. Nous ne saurions enfin trop remercier le Dr Félix Simon pour l'envoi de sa savante revue consacrée à l'histoire des paralysies laryngées depuis l'invention du laryngoscope, travail que nous avons largement mis à contribution pour la partie historique de notre sujet.

Décembre 1892.

LES

NÉVROPATHIES LARYNGÉES

HISTORIQUE

Nos premières notions sur la physiologie nerveuse du larynx remontent à une haute antiquité, puisque l'action des nerfs récurrents sur la phonation se trouve mentionnée dans le livre de Rufus d'Ephèse, qui vivait sous le règne de l'empereur Trajan. En revanche, on peut dire que la pathologie nerveuse du même organe n'a acquis quelque précision qu'à partir de l'admirable invention de Türck et de Czermak (1858). Auparavant, en raison de l'impossibilité où l'on se trouvait, en présence d'un cas donné d'aphonie ou de dyspnée laryngée, de déterminer si l'on avait affaire à une tumeur, à une infiltration, à une paralysie ou à un spasme, la clinique était réduite aux tâtonnements, aux suppositions et aux hypothèses. Sur toutes ces questions, le diagnostic était hésitant et incertain. Ajoutons que les troubles légers de la motilité, si importants dans leur signification, mais trop peu prononcés pour donner lieu à des troubles fonctionnels, passaient complètement inaperçus.

En 1860, Traube[1] inaugure une ère nouvelle dans le diagnostic médical, en publiant deux cas de paralysie de la corde vocale gauche, reconnue au laryngoscope et ayant permis de soupçonner l'existence d'un anévrysme aortique.

En 1863[2], Gerhardt fait paraître une étude, aujourd'hui classique, sur les paralysies des cordes vocales, dans laquelle il signale déjà cette particularité destinée à prendre plus tard une si grande importance, que, dans certaines paralysies du vague ou du récurrent, certaines des fibres nerveuses constitutives du tronc ner-

1. *Göschen's Deutscher Klinik*, 1860, n° 11, 1861, n° 27.
2. *Virchow's Archiv*. T. XXVII, pp. 68 et 296.

veux peuvent être frappées isolément ou d'une façon prédominante.

Ce travail est le point de départ d'une série croissante de publications semblables, pendant les années suivantes. Nous devons surtout distinguer, au milieu d'elles, celles de Bäumler[1] et de George Johnson[2] qui signalent la possibilité de l'apparition de troubles moteurs sur les deux cordes vocales (paralysie d'un côté, spasme de l'autre), consécutivement à une lésion limitée à un seul nerf vague.

En 1866, paraissent les traités classiques de Türck et de Morell Mackensie; en 1879, celui de Solis Cohen renfermant, outre des faits cliniques intéressants du même ordre, un essai de classification des paralysies laryngées. Morell Mackensie fait en outre connaître son procédé de faradisation intra-laryngée.

Mentionnons encore l'excellente monographie de Schech, sur l'anatomo-physiologie névro-musculaire du larynx, qui se place entre les publications précédentes[3].

1. *Deutsch. Archiv. f. klin. Med.*, n° 2, p. 515.
2. *Trans. path. soc.* V. 24, p. 42.
3. *Ueber die Functionen der Nerven und Muskeln des Kehlkopfs.*
— *Habilitationsschrift*, Wurzbourg, 1873

L'année 1876 marque une date importante dans l'évolution de la pathologie nerveuse du larynx. Elle voit naître en effet le célèbre travail de Riegel sur « les paralysies respiratoires », travail consacré à l'étude de faits déjà constatés, quelques années auparavant, par Gerhardt[1] à qui l'on en doit la première mention, par Türck[2], par Morell Mackensie[3], par Hughlings Jackson[4], et ayant pour caractères cliniques une dyspnée accompagnée de cornage inspiratoire avec intégrité de la voix, s'expliquant, à l'examen laryngoscopique, par un défaut d'écartement des cordes vocales, au moment de l'inspiration.

Aucun des auteurs précédents, ni même Riegel, dans son travail d'ensemble, n'est conduit par l'observation de ces faits cliniques à la découverte de la loi qu'il est réservé à Semon de formuler quelques années plus tard.

Cette loi, énonçons-la de suite; nous pourrons alors discuter avec plus de clarté la ques-

---

1. *Loc. cital.*, pp. 68 et 269.
2. *Klinik der Krankheiten des Kehlkopfs*, p. 461.
3. *Hoarseness and loss of voice...*, p. 34.
4. *Med. Times and gazette*, 1866, p. 638.

tion de priorité qui s'est élevée à ce propos entre Rosenbach et Semon.

Elle consiste dans la constatation suivante : *qu'en cas de lésions des nerfs moteurs du larynx (récurrent, vague, spinal), ou de leurs noyaux bulbaires d'origine, si la paralysie n'est pas d'emblée totale, elle est d'abord et peut rester limitée aux muscles abducteurs, tandis que, dans les mêmes circonstances, elle n'affecte jamais exclusivement les adducteurs.*

En 1880, Rosenbach publiant dans le *Breslauer ärztliche Wochenschrift*[1] une observation de paralysie des abducteurs, consécutive à une double lésion récurrentielle, causée elle-même par un cancer œsophagien, faisait suivre sa description clinique de la remarque suivante : « Il faut, avant tout, noter le fait que, dans le cas d'une compression du récurrent, les dilatateurs glottiques pâtissent d'abord dans leur fonctionnement et que les constricteurs ne sont pris que plus tardivement. »

On remarquera qu'il n'est fait allusion dans cette proposition qu'au cas particulier de la

1. Nos 2 et 3.

compression récurrentielle, et qu'il n'y est pas question des lésions bulbaires. Il est pourtant juste de reconnaître que le point essentiel de la loi sus-mentionnée s'y trouve nettement exprimé. Seulement Rosenbach s'exprimait de la sorte à propos d'un seul fait observé par lui et l'on ne peut s'empêcher de trouver que sa généralisation ne fût quelque peu hasardée.

L'année suivante, Semon publia, dans un journal américain[1], un travail ayant pour titre : *Remarques cliniques sur la propension des fibres adductrices du nerf récurrent à être atteintes dans leur fonctionnement à l'exclusion des fibres adductrices, ou avant elles, dans les cas d'affection ou de lésion centrale ou périphérique des racines ou des troncs des nerfs spinal, vague, ou récurrent.*

Au lieu de s'appuyer sur un fait isolé, l'assertion si nettement résumée par le titre qu'on vient de lire était le fruit de nombreuses observations cliniques et de patientes recherches bibliographiques. De 1876 à 1878, en effet, Semon avait observé six faits de paralysie limitée aux abducteurs, dans le cours d'affec-

1. *Archives of laryngology.* Vol. II. n° 3, juillet 1881.

tions portant sur les cordons nerveux moteurs, ou sur leurs centres bulbaires et plusieurs autopsies lui avaient montré, après examen comparatif des divers muscles du larynx, des lésions dégénératrices, limitées aux abducteurs, ou tout au moins très prédominantes sur eux.

Jusque-là, tout en reconnaissant que les paralysies récurrentielles n'étaient pas toujours totales, on s'était contenté de dire, un peu à la légère, que les lésions incomplètes ou progressives de ces nerfs frappaient, suivant les cas, comme au hasard, tel ou tel faisceau musculaire. Semon ne fut donc pas peu surpris de sa constatation qui renfermait une loi en opposition avec les idées généralement admises. Toutefois, craignant que son observation personnelle ne fût pas confirmée par celle des autres, il compulsa avec le plus grand soin tous les faits de paralysie laryngée incomplète publiés jusque-là. Or, tandis qu'il put rassembler un grand nombre d'observations analogues aux siennes, il ne put découvrir un seul exemple d'une lésion du bulbe ou des nerfs laryngés moteurs ayant occasionné une paralysie limitée au groupe des adducteurs.

Ce n'est qu'armé de la sorte que Semon osa entrer en lice et publier sa constatation, en l'énonçant sous la forme d'une loi générale. Trouvant d'autre part que, dans l'état actuel des connaissances médicales, ce fait pathologique ne pouvait être expliqué d'une façon satisfaisante, il crut devoir provisoirement s'abstenir de toute interprétation hypothétique et s'en tint à sa *constatation*. Cette prudente réserve ne fut généralement pas imitée et, une fois l'exactitude de la loi reconnue, les tentatives d'explication surgirent de toutes parts.

Dès les premières allusions faites par Semon aux faits précédents, dans une note annexée à sa traduction allemande du *Traité de pathologie laryngée* de Morell Mackensie (1880), ce dernier avait émis la supposition, plus ingénieuse que fondée, que, dans le tronc du récurrent, les fibres abductrices pourraient bien être excentriques par rapport aux autres et par suite plus vulnérables; ce qui, d'ailleurs, n'expliquait pas du tout la plus grande vulnérabilité des éléments nerveux abducteurs dans les affections bulbaires.

Nous ne nous arrêterons pas à discuter ici les hypothèses de Gowers[1], de Robinson[2], de Cohen Tervaert[3], de Wagner[4], de Tissier[5].

A l'inverse de ces diverses théories, dont aucune ne réussit à se faire accepter d'une façon générale, il en est une qui, séduisante dans sa simplicité, conquit bientôt la majorité des suffrages et qui, malgré les sérieuses objections qui lui ont été faites depuis, compte encore, à l'heure qu'il est, un grand nombre de partisans.

II. Krause[6], l'auteur de la théorie en question, suppose que l'immobilité des cordes vocales sur la ligne médiane est l'effet, non d'une paralysie limitée aux abducteurs, mais d'un spasme primitif portant sur la totalité des muscles, mais aboutissant à la position médiane, par suite de la suprématie d'action

1. *Diagn. of diseases of the brain,* 1885, p, 101.
2. *Endemic goitre or thyrocèle.* London, A. Churchill, 1885.
3. *Innervatie Functie en Verlaming van enkele larynxspieren.* Leiden, S. C. van Doesburgh, 1886.
4. *Medianstellungen des Stimmbandes bei Recurrenslähmung.* — *Virchow's Archiv.* V. CXX, p. 3, 1890.
5. *Traité de la phtisie laryngée,* p. 244 et suiv.
6. *Untersuchungen und Studien über Contracturen der Stimmbandmuskeln.* — *Virchow's Archiv.* Vol. XCVIII, t. II, p. 294.

des adducteurs. Quand, consécutivement, la corde prend la position cadavérique, c'est que la paralysie succédant au spasme annihile l'action de la totalité des muscles.

Krause appuie son explication sur l'expérience suivante. Après avoir isolé sur un animal les deux récurrents, il exerce sur chacun d'eux une compression modérée, au moyen d'un fragment de liège fixé par un lien de caoutchouc ou par un bout de corde à violon humectée, puis les nerfs sont replacés dans la profondeur. Au bout de quelques heures, de légères vibrations se montrent sur les cordes qui, après un espace de vingt-quatre heures, s'immobilisent définitivement en adduction, pour tomber, de deux à cinq jours plus tard, en position cadavérique.

Cette théorie, présentée par son auteur à la section de laryngologie du congrès de Copenhague (1886), rencontra une vive résistance de la part de Semon, de B. Frænkel, de Boecker et plus tard de la part de Rosenbach[1] et de Tervaert[2].

1. *Virchow's Archiv*, Vol. XCIX. t. I. 1885.
2. *Loc. citat.*

Voici les principales objections de Semon, qui, dans ce débat scientifique, peut être considéré comme le *leader* de l'opposition contre l'hypothèse du spasme primitif des muscles adducteurs.

1° Il est possible que la position médiane transitoire occupée par les cordes vocales, dans l'expérience de Krause, soit l'effet d'un spasme, mais quelle comparaison peut-on établir entre la compression brusque, réalisée dans cette expérience, et la compression insensiblement progressive exercée par une tumeur sur un tronc nerveux? Dans l'expérience de Krause, d'ailleurs, l'adduction ne se prolonge pas au delà de cinq jours; en clinique on la voit durer des mois et des années.

2° Dans les lésions bulbaires diffuses, on voit l'immobilisation des cordes en adduction coexister avec des paralysies irrécusables d'autres groupes musculaires. Pourquoi ici un spasme et là des paralysies?

3° Dans aucune autre région (facial, plexus brachial) on n'observe de contracture primitive et durable à la suite de la compression d'un tronc nerveux moteur par une tumeur. Seule la paralysie s'observe. Pourquoi le récurrent ferait-il exception à cette règle?

4° Si l'immobilité des cordes en adduction n'est pas l'effet d'une paralysie limitée aux abducteurs, comment expliquer la dégénérescence limitée à ces muscles, ou prédominant sur eux, constamment constatée dans les autopsies? Krause invoque une dégénérescence par inertie fonctionnelle; mais n'admet-il pas que les abducteurs participent au spasme invoqué par lui [1]?

1. De récentes expériences d'Ignazio Dionisio de Turin (*Archir. italian. di Laring.*, 1892, fasc. I, p. 1) paraissent en opposition directe avec l'hypothèse de Krause. Chez des chiens anesthésiés ou non, la trachée est dénudée et incisée et la respiration assurée au moyen d'une canule. L'incision de la membrane thyro-hyoïdienne permet d'observer l'épiglotte et l'intérieur du larynx. Les récurrents sont isolés au moyen d'un lien élastique. Cela fait, on introduit de haut en bas, à travers la glotte, un petit sac cylindrique en caoutchouc, fermé inférieurement par une ligature que l'on fixe à la canule. Supérieurement, le sac communique, d'une part, avec une poire permettant de le remplir d'eau, d'autre part, avec un manomètre à eau. Les parois de la portion inférieure du sac comprise dans le larynx sont très minces et sensibles par conséquent à la moindre pression. Le sac une fois rempli d'eau et mis en communication avec le manomètre, on constate sur celui-ci des oscillations du niveau du liquide qu s'élève pendant l'expiration et s'abaisse pendant l'inspiration. Si alors on excite électriquement les deux récurrents ou l'un d'eux, on voit le niveau du liquide dé-

Avant de quitter ce sujet, rappelons certains faits dont la constatation remonte à l'époque du débat en question et que Semon a invoqués pour justifier la différence biologique qui, d'après lui, sépare fonctionnellement et pathologiquement les faisceaux nerveux abducteurs des adducteurs, jusqu'au niveau de leurs noyaux

passer de plusieurs centimètres la hauteur correspondante aux plus fortes expirations. On exerce ensuite sur l'un des récurrents une compression régulièrement progressive, au moyen d'une ligature serrée graduellement. Or, au fur et à mesure qu'est produite cette stricture, on voit les oscillations diminuer et le niveau correspondant à l'oscillation expiratoire s'abaisser peu à peu de plusieurs centimètres. Applique-t-on alors l'excitateur électrique sur le tronc nerveux, en avant du point comprimé, on obtient une légère élévation du niveau du liquide, mais notablement inférieure à celle primitivement obtenue. En arrière du point comprimé, l'excitation électrique ne détermine aucune oscillation.

De cette expérience l'auteur conclut que la compression graduelle et continue exercée sur le nerf laryngé inférieur, au lieu d'augmenter la force adductrice de la corde vocale, la diminue tout au contraire et que la force avec laquelle la corde se place en adduction, sous l'influence de stimulations électriques du nerf à peine capables de déterminer une légère contraction de tout l'appareil musculaire, avec prédominance des adducteurs, est de beaucoup supérieure à celle que déploie la corde, durant la compression du nerf. L'adduction n'est donc pas le résultat d'une contracture tonique, car, s'il en était ainsi, la corde devrait déployer une force adductrice supérieure à celle qui se manifeste pendant les légers mouvements d'adduction respiratoire. Or c'est le contraire qui a lieu.

bulbaires. Nous faisons allusion à la découverte de Hooper[1] constatant que, chez le chien (le contraire s'observe chez le chat), sous l'influence des effets narcotiques de l'éther, l'excitation du récurrent donne lieu à l'abduction de la corde vocale et non à l'adduction habituelle, ce qui dénote un effet de ce narcotique limité aux éléments nerveux adducteurs.

Dans le même sens plaide la constatation de Jeanselme et Lermoyez[2] confirmée par Semon et Horsley, que les muscles abducteurs restent moins longtemps excitables, après la mort, que les adducteurs; et aussi l'expérience de B. Fraenkel et Gad[3] observant, consécutivement au refroidissement progressif du récurrent, la paralysie du crico-aryténoïdien postérieur avant celle des autres muscles.

Pendant que les esprits se passionnaient plus ou moins par ce débat qui les divisait, une diversion était opérée par une découverte ana-

1. *Transact. of the americ. laryng. Assoc.* vol. VII.
2. Étude sur la contractibilité « post mortem »... in *Arch. de physiol. normale et pathol.*, n° 6, 1885.
3. *Versuche über die Ausfallserscheinungen der Stimmbandbewegungen bei Abkühlung des Nervus Recurrens. — Centralblatt für Physiologie*, 11 mai 1889.

tomo-physiologique de la plus haute importance, aussi intéressante pour le neurologiste que pour le laryngologiste et qui allait grossir la série des conquêtes si brillamment inaugurée par Broca, Fritsch et Hitzig, Ferrier et Duret, dans le domaine des localisations cérébrales.

Le centre laryngé cortical que Ferrier et Duret ne parviennent pas à localiser dans l'écorce cérébrale, parce qu'ils cherchent à le mettre en évidence en demandant à l'excitation de cette écorce la production d'un cri, acte complexe exigeant le concours des muscles expirateurs, ce centre se laisse enfin mettre en évidence, le jour où Krause a l'ingénieuse idée d'appliquer le miroir laryngé à l'animal en expérience et de suivre des yeux les cordes vocales, pendant que les différents points de l'écorce sont excités. C'est ainsi qu'en 1883 [1], il arrive à mettre en évidence, chez le chien, au niveau du *gyrus præfrontalis* (*præcrucialis* d'Owen) l'existence d'une zone dont l'excitation détermine l'adduction des deux cordes vocales. Ces résultats diffèrent quelque peu de ceux obtenus, quelques

---

1. *Arch. für Anat. und Physiol.*, 1884.

années plus tard, par Masini[1], qui prétend déterminer, par une électrisation très faible de la zone en question, une adduction limitée à la corde du côté opposé. Ils sont, au contraire, pleinement confirmés et complétés par les expériences de Semon et Horsley[2] qui montrent que la destruction du centre laryngé, par suite de son action bilatérale, n'est pas suivie de paralysie.

Aucun des expérimentateurs précédents ne parvient à mettre en évidence l'existence d'un centre cortical de l'abduction, c'est-à-dire de la respiration laryngée.

La découverte d'un centre cortical de la phonation devait inspirer aux laryngologistes l'idée de rechercher, dans leur pratique, des cas de paralysie laryngée d'origine corticale. Nous assistons, en effet, les années suivantes, à l'éclosion d'un certain nombre d'observations portant ce titre; mais aux unes il manque le contrôle de l'examen laryngoscopique, aux autres celui de

1. *Archivi italiani di laryngologia*, avril 1888, p. 45.
2. *Brit. med. Journ.* 21 décembre 1890. — *Berl. klin. Wochenschr.*, 1890, n° 4. — *Deutsch. med. Wochenschr.*, 1890, n° 31.

l'autopsie. Enfin Garel et Déjerine publient, chacun, deux faits exempts de cette double lacune mais passibles encore de certaines critiques[1].

Tandis que la pathologie du larynx, dans ses rapports avec les lésions des hémisphères cérébraux était à peine ébauchée et même encore douteuse, l'influence des affections bulbaires sur le fonctionnement nerveux du même organe était au contraire nettement établie depuis une époque antérieure à la laryngoscopie et nos connaissances sur ce sujet, singulièrement favorisées dans leur développement par la découverte de Czermak, allaient bientôt s'enrichir d'une foule de faits nouveaux.

En 1860, on peut dire que Duchenne de Boulogne imprima à la pathologie bulbaire du larynx une impulsion puissante, en décrivant pour la première fois, comme une entité morbide, sa *paralysie labio-glosso-laryngée*, qui, depuis, a plutôt été considérée comme un syndrome lié, dans son apparition, à un siège particulier des lésions bulbaires.

1. Voir, au sujet de ces faits, notre chapitre consacré aux paralysies laryngées d'origine cérébrale, p. 197.

Dès l'année précédente[1], ce clinicien de génie signalait simplement, sans détails circonstanciés, l'existence d'une paralysie laryngée chez un ataxique. C'est à Schnitzler[2] que revient le mérite d'avoir donné la première description laryngoscopique d'un semblable accident. Suivent les faits de Rosenthal[3], de Charcot[4], de Krishaber[5].

En 1881, Cherchewski[6] les réunit dans une excellente étude d'ensemble et y ajoute des observations personnelles. Dans le même travail, se trouvent soigneusement décrites les crises laryngées signalées pour la première fois par Féréol, dans sa célèbre communication à la Société médicale des hôpitaux, et dont Charcot a poursuivi et complété l'étude, en contribuant plus que tout autre à en généraliser la connaissance. Dès l'année 1879, ce maître[7] si-

1. *De l'ataxie locomotrice progressive* (*Archiv. de méd.* Janvier 1859, I, p. 61).
2. *Wiener med. Presse*, 1866, année VII, p. 532.
3. *Klinik der Nervenkrankheiten.* 2e édit. Stuttgart, 1875, p. 377.
4. *Gazette des hôpitaux*. 1879. n° 1. p. 4.
5. *Gazette hebd.*. 1880. n° 41, p. 658.
6. *Rev. de méd.*. 1881, p. 541.
7. Clinique de la Salpêtrière résumée dans le *Progrès médical*, 26 avril 1879.

gnalait en outre l'apparition possible, au milieu de ces crises, d'un syndrome, le vertige laryngé, susceptible d'ailleurs de se manifester en dehors du tabes et dont il avait donné la première description dans une communication faite, trois ans auparavant, à la Société de biologie [1].

Nous voyons d'ailleurs, pendant les années suivantes, la pathologie nerveuse du larynx suivre pas à pas les progrès qui s'accomplissent dans nos connaissances des affections bulbo-spinales, progrès dont l'impulsion première donnée par Duchenne est entretenue par l'école de la Salpêtrière.

Citons, parmi les auteurs qui ont le plus contribué par leurs examens laryngoscopiques à nous faire connaître la participation du larynx aux diverses variétés de lésions bulbaires et bulbo-spinales, Krishaber, Löri [2], Krause [3], Cartaz [4], Leube [5], etc., etc.

---

1. Séance du 19 novembre 1876.
2. *Die durch anderweitige Erkrankungen bedingten Veränderungen des Rachens, des Kehlkopfs*, etc.
3. *Centralblatt f. Nervenheilkunde*, 1885, n° 23.
4. *France médicale*, 17 novembre 1885.
5. *Deutsch. Archiv f. Klin. med.*, VIII, p. 1.

Non moins que l'étude des complications laryngées, dans les affections bulbaires, celle de l'hystérie laryngée a bénéficié des progrès opérés dans notre connaissance de cette névrose par l'école de la Salpêtrière. En montrant la fréquence antérieurement méconnue de l'hystérie chez l'homme, Charcot a jeté un jour nouveau sur certaines paralysies laryngées, dont on n'avait pu jusque-là donner une explication satisfaisante. Schnitzler a même eu l'heureuse idée d'appliquer au traitement de certaines aphonies névropathiques rebelles la méthode de la suggestion et a pu obtenir par ce procédé des guérisons définitives[1]; tandis que Proust et Tissier, de leur côté[2], réussissaient, par le même moyen, à provoquer et à faire disparaître à volonté, chez une de leurs malades, la paralysie du muscle aryténoïdien.

Nous n'avons assurément pas la prétention d'avoir donné, dans les lignes qui précèdent, une énumération, même approximative, des principaux travaux publiés depuis ces dernières

1. *Internat. Klin. Rundschau*, nos 10 et 14, 1889.
2. *Annal. des mal. de l'oreille*, mai 1890.

années dans le domaine de la névro-pathologie
laryngée. Nous avons seulement tenté de tracer
un rapide aperçu de ses débuts et de son évolution.

Nous aurons l'occasion ultérieurement, dans
les chapitres qui vont suivre, d'entrer dans
plus de détails, en citant les travaux des auteurs
qui ont le plus avancé l'étude des différentes
affections que nous aurons à décrire.

CONSIDÉRATIONS

SUR L'INNERVATION DU LARYNX

La distribution des éléments nerveux dans le larynx, et surtout leur rôle physiologique respectif ne sauraient être bien compris sans un rapide exposé préliminaire du mécanisme fonctionnel de l'organe.

Considéré extérieurement, le larynx paraît être un simple renflement de la colonne trachéale, dont il est comme le chapiteau.

Un coup d'œil jeté à son intérieur montre cependant, qu'au lieu de représenter un élargissement des voies aériennes, il en constitue une portion rétrécie, et, si cette inspection a lieu pendant la vie, à la faveur du miroir laryngé, elle permet de constater que le rétrécissement en question est essentiellement variable, les deux lèvres de la région physiologiquement rétrécie pouvant s'éloigner ou se rapprocher l'une de l'autre, et cela à des degrés divers. En fait, on les voit très largement écartées dans la respiration tranquille, s'éloigner encore davantage dans les inspirations forcées, et au contraire venir se mettre en contact dans deux conditions distinctes : 1° pour produire des sons phonatoires ; 2° pour protéger les voies aériennes contre la pénétration de corps étrangers, constatation facile à faire, quand, au moyen d'une seringue à canule recourbée, on laisse tomber de l'eau goutte à goutte dans la cavité laryngée.

On a là, dans l'espace de quelques secondes, le spectacle des trois fonctions de l'appareil laryngé : fonction phonatoire, fonction respiratoire, fonction protectrice contre les causes nocives extérieures. Les mouvements exigés pour les deux dernières consistent simplement dans l'écartement ou dans le rapprochement des lèvres de la glotte. La phonation, au contraire, tout en nécessitant le contact plus ou moins étroit de ces mêmes lèvres, exige des actes plus complexes, modifications de leur forme, de leur tension, en rapport avec les nombreuses nuances de tonalité qui doivent être réalisées dans le langage normal.

Si nous ne considérons, pour le moment, que les mouvements d'écartement et de rapprochement des lèvres glottiques, nous apprenons, par la dissection, qu'ils ont pour centre l'articulation crico-thyroïdienne, et qu'ils se produisent par un mécanisme de levier du premier genre, représenté par le grand axe de la base, ou surface articulaire du cartilage aryténoïde.

Deux masses musculaires antagonistes agissent sur l'extrémité postéro-externe de ce levier (apophyse musculaire ou externe), la première représentée par le crico-aryténoïdien postérieur qui, placé en arrière et en dedans d'elle, l'attire en arrière par sa contraction, et, du même coup, porte en avant et en dehors l'autre extrémité du levier représentée par l'apophyse vocale, et tend, par suite, à écarter de sa congénère la corde vocale postérieurement fixée à cette apophyse; la seconde, représentée par le muscle crico-aryténoïdien latéral et la portion externe du thyro-aryténoïdien, qui, placés en avant et en dedans de l'extrémité postéro-externe du levier, ont pour effet, en se contractant, de tirer cette extrémité en avant et de ramener, par le même mécanisme que précédemment, l'extrémité opposée en arrière et en dedans, vers sa congénère.

Ces derniers muscles sont donc adducteurs de la lèvre correspondante de la glotte, mais ils agissent surtout sur sa portion antérieure. A un autre muscle, l'ary-aryténoïdien, est réservé le rôle de fermer la portion postérieure ou inter-cartilagineuse de la glotte. Celui-là, impair, à l'inverse de tous les autres, se compose de faisceaux transversalement ou obliquement jetés de la face postérieure de l'un des aryténoïdes sur l'autre. Il a pour effet, en se contractant, de faire basculer les deux aryténoïdes directement l'un vers l'autre, et de supprimer ainsi la béance que la contraction isolée des adducteurs précédents tendrait à laisser persister à l'extrémité postérieure de la fente glottique.

En outre, par ses faisceaux obliques prolongés dans les ligaments aryténo-épiglottiques, il opère la fermeture de l'orifice supérieur du larynx pendant la déglutition, et complète ainsi le rôle protecteur de l'organe précédemment signalé.

Restent deux paires de muscles intra-laryngés, dont l'action est plus difficile à démêler; l'un, le thyro-aryténoïdien interne, immédiatement sous-jacent et adhérant à la face profonde de la corde vocale, imprime inévitablement à cette corde, du fait de sa contraction plus ou moins forte, des modifications de forme, d'épaisseur, de tension, en rapport avec les mille nuances de la vocalisation, mais dont il nous est malaisé de pénétrer le détail intime; l'autre, le crico-thyroïdien, extérieur à la cavité laryngée et obliquement étendu de bas en haut, d'avant en arrière, de dedans en dehors, de la face antérieure du cricoïde vers le bord inférieur du thyroïde, tend à rapprocher les deux bords voisins de ces cartilages dans leur partie antérieure, non en abaissant le thyroïde solidement maintenu par le thyro-hyoïdien, comme on le pensait avant les travaux de Schech[1], mais, ainsi que l'a montré cet auteur,

1. *Loc. citat.*, p. 24.

en attirant en haut la partie antérieure du cricoïde, d'où résulte un mouvement de bascule du chaton cricoïdien et de l'aryténoïde, en bas et en arrière, et, comme conséquence dernière, un éloignement des deux extrémités de la corde vocale, qui se trouve, de ce fait, plus ou moins tendue.

Jelenffy[1] a aussi admis que, par ses courts faisceaux horizontalement étendus du bord supérieur du cricoïde au bord inférieur du thyroïde, le même muscle tendait à diminuer l'angle dièdre de ce dernier cartilage et à déterminer la projection en avant du sommet de cet angle, nouvelle cause de tension pour les cordes vocales.

D'autres théories ont encore été proposées, relativement au mécanisme physiologique du muscle crico-thyroïdien. On les trouvera très clairement présentées et résumées dans un travail consacré à ce sujet par Kiesselbach[2]. D'ailleurs, comme le dit fort bien cet auteur, malgré leurs divergences de détail, toutes ces théories sont unanimes pour reconnaître dans

---

1. *Pflügers's Archiv.* VII, 1873, p. 77.
2. *Monatsschr. f. Ohrenheilk,* etc., 1889, p. 58.

le muscle en question l'agent tenseur des cordes vocales.

A propos de cette question de la physiologie des muscles laryngés, il est un point qu'il importe de ne point perdre de vue : nous voulons parler de leur synergie fonctionnelle. Comme Jelenffy[1] et, après lui, notre collègue Paul Raugé[2] l'ont très justement fait remarquer ; le cartilage aryténoïde, s'il n'avait d'autres moyens de fixité que ses ligaments articulaires, basculerait dans tous les sens où le solliciterait la contraction de tel ou tel muscle. Pour que les mouvements de levier décrits plus haut puissent s'opérer à peu près dans un même plan, il est donc nécessaire que le cartilage trouve une fixation relative dans la contraction simultanée et antagoniste des divers groupes musculaires qui s'insèrent à sa base. C'est tout particulièrement au moment de la tension de chaque corde vocale que cette synergie est pour ainsi dire de rigueur. La contraction du thyro-aryténoïdien interne ne peut en

1. *Ueber die Fixation der Arytenoidknorpel während der Phonation.* — *Wiener med. Wochenschr.*, 1872.
2. *Physiologie normale et pathologique des muscles du larynx.* — Lyon, 1890.

effet être employée à attirer en avant le cartilage aryténoïde fixé en arrière par le crico-aryténoïdien postérieur; elle ne peut non plus, agissant par l'intermédiaire de l'aryténoïde, faire basculer en haut et en avant la partie postérieure du cricoïde, et en bas et en arrière sa partie antérieure, puisque la contraction du crico-thyroïdien s'oppose à tout agrandissement de l'espace intercrico-thyroïdien. Ces divers actes antagonistes ont donc pour conséquence d'utiliser toute la contraction du thyro-aryténoïdien interne dans la tension active de la corde vocale.

Une dernière question se rattache à cette étude de la physiologie normale des muscles du larynx; elle a trait à l'existence d'un tonus abducteur résultant d'une sorte de demi-contraction continue de la part des crico-aryténoïdiens postérieurs et assurant, d'une façon également continue, la libre pénétration de l'air à travers la cavité laryngée. Semon a, mieux que personne, mis ce phénomène en évidence. Il a montré que, dans la respiration tranquille, la largeur de l'intervalle glottique est notablement supérieure à celle qu'elle présente, soit après la mort, soit après la section des deux récurrents, ou l'arrachement des deux spinaux; constatation qui établit péremptoirement l'état de fonctionnement ininterrompu des muscles en question. Cette demi-contraction qui fait place à une contraction plus énergique, à chaque inspiration et surtout pendant les inspirations voulues et forcées, se laisse vaincre passagèrement dans les conditions énumérées plus haut qui exigent le contact des cordes vocales, mais, l'acte phonatoire ou autre (effort) une fois accompli, elle reparaît aussitôt, poursuivant son rôle de sauve garde respiratoire.

Les détails qui précèdent n'étaient pas, croyons-nous, superflus. Ils vont en effet nous permettre d'aborder avec plus de facilité et de clarté l'étude de la distribution des nerfs laryngés.

Le laryngé supérieur, après s'être détaché du tronc du pneumo-gastrique, juste au-dessous du point où celui-ci reçoit la branche anastomotique du spinal, descend d'abord verticalement sur le côté du pharynx, puis, changeant de direction, devient horizontal, s'applique sur la membrane thyro-hyoïdienne, la traverse vers sa partie moyenne et pénètre dans la profondeur de la membrane muqueuse du larynx dans laquelle se distribuent ses branches terminales. Dans son trajet cervical, il s'anastomose avec l'hypoglosse, avec le ganglion cervical supérieur et avec le plexus pharyngien. Au point où le laryngé supérieur change de direction, il émet un rameau grèle, dit nerf laryngé externe, qui se dirige en bas, abandonnant, chemin faisant, un filet au constricteur inférieur du pharynx, puis s'incline vers le muscle crico-thyroïdien auquel il donne plusieurs filets moteurs. Arrivé au bord inférieur du cartilage thyroïde, le laryngé externe s'anastomose avec le laryngé inférieur et se perd finalement dans la muqueuse du ventricule correspondant du larynx.

Nous n'insisterons pas sur le détail de la distribution des filets terminaux du nerf laryngé supérieur. Ils aboutissent aux divers points de la surface de la muqueuse laryngée qui leur est redevable de sa sensibilité. Parmi ces filets, il en est qui paraissent se distribuer au muscle aryténoïdien, mais il semble résulter des expériences physiologiques qu'ils ne font que traverser l'épaisseur de ce muscle pour atteindre la muqueuse qui le recouvre.

Les nerfs laryngés inférieurs sont plus généralement connus sous le nom de nerfs récurrents. Ils doivent cette désignation à la courbe qu'ils décrivent, le droit autour de l'artère sous-clavière, le gauche autour de la crosse aortique. Nous n'avons pas à insister ici sur les rapports si connus affectés par le récurrent gauche avec les organes du médiastin et que nous aurons à rappeler plus tard, à propos des paralysies de ce nerf.

A la fin de leur trajet compliqué et différent d'un côté à l'autre, les deux récurrents s'engagent sous le bord inférieur du muscle constricteur inférieur du pharynx, après avoir fourni des filets au plexus cardiaque, à l'œsophage, à la trachée et un rameau anastomotique ascendant qui s'unit à un rameau descendant du laryngé supérieur.

En traversant le constricteur inférieur du pharynx, chaque récurrent lui abandonne quelques filets et se termine par quatre branches destinées au crico-aryténoïdien postérieur, à l'aryténoïdien, au crico-aryténoïdien latéral et au thyro-aryténoïdien.

Le nerf laryngé supérieur serait donc un nerf mixte donnant la sensibilité à la totalité de la muqueuse laryngée et innervant, par les fibres motrices de sa branche externe, le muscle constricteur inférieur du pharynx et le crico-thyroïdien.

Le laryngé inférieur présiderait à l'innervation des autres muscles laryngés et serait exclusivement moteur.

Tel était l'état de nos connaissances sur la distribution des nerfs moteurs du larynx, avant la publication des recherches du professeur Exner, de Vienne. Ces recherches basées : 1° sur l'excitation des divers rameaux nerveux préparés sur l'animal vivant ; 2° sur les résultats de la dégénérescence artificielle de ces rameaux sur le lapin ; 3° sur l'examen histologique des filets nerveux poursuivis dans l'épaisseur des muscles, chez l'homme, sont venues compliquer singulièrement, sinon avancer la question. Tout d'abord l'auteur ayant découvert chez le chien et le lapin un filet nerveux émanant du rameau pharyngien du pneumogastrique, au-

quel il donne le nom de nerf laryngé médian et
qui partage avec le laryngé externe l'innervation du muscle crico-thyroïdien, prétend que
ce filet existe aussi dans l'espèce humaine,
mais qu'étant perdu dans l'intrication du plexus
pharyngien, son existence ne peut être démon-
trée que fonctionnellement. D'après Exner, le
muscle crico-thyroïdien ne serait donc pas
exclusivement innervé par le laryngé externe.
Il résulterait, d'autre part, des recherches du
même auteur que le muscle thyro-aryténoïdien
externe, outre les filets qu'il reçoit constamment du récurrent, en recevrait *parfois* aussi
du laryngé externe ; que le thyro-aryténoïdien
interne serait fréquemment innervé, non seulement par le récurrent du même côté, mais
encore par les deux laryngés supérieurs ; que
le crico-aryténoïdien latéral devrait son innervation au laryngé supérieur et à l'inférieur et
recevrait *peut-être* aussi un filet émané du côté
opposé ; que le crico-aryténoïdien postérieur recevrait son innervation, pour sa face antérieure
et ses parties latérales, du laryngé inférieur,
tandis que sa face postérieure serait sous la
dépendance du laryngé supérieur du même

côté et *souvent* aussi du côté opposé ; que l'interaryténoïdien (oblique et transverse) serait également innervé par les nerfs laryngés supérieurs et inférieurs des deux côtés, avec prédominance des supérieurs ; enfin, tout en admettant comme *vraisemblable* l'innervation des faisceaux musculaires ary-épiglottiques par le récurrent, Exner attribue aussi une part de son innervation à un rameau du laryngé supérieur dont il a pu poursuivre le trajet dans la trame de ce muscle.

Hâtons-nous d'ajouter qu'il s'en faut de beaucoup que cette description compliquée ait reçu l'assentiment des autres physiologistes. Par exemple, Simanowski, de Saint-Pétersbourg [1], est arrivé, par ses propres expériences sur le chien, à des résultats qui confirment en grande partie l'idée qu'on s'était faite jusqu'ici de l'innervation intra-musculaire du larynx. D'autre part, les dissections d'Onodi l'ont amené à mettre fortement en doute l'existence du nerf laryngé médian, au moins pour l'espèce humaine.

1. *Gelschen klin. gazeta*, 1885, nᵒˢ 9-13.

Une autre question qui a soulevé quelques divergences entre les physiologistes est celle de savoir, si le nerf récurrent est exclusivement composé de fibres motrices, partant centrifuges, ou s'il possède, en outre, des filets centripètes. Dans un article publié cette année (1892) dans le *Berliner klinische Wochenschrift*[1], le professeur Krause de Berlin prétendait être parvenu, après section du récurrent, sur plusieurs espèces animales, à produire, par l'excitation du bout central, des mouvements d'adduction dans les deux cordes vocales. Mais cette opinion, absolument en opposition avec les idées admises jusqu'ici, vient d'être complètement infirmée par les recherches de H. Burger d'Amsterdam[2], si bien que Krause paraît être seul aujourd'hui à soutenir l'hypothèse d'un nerf récurrent mixte.

L'intérêt de l'innervation motrice du larynx ne gît pas exclusivement dans le mode de distribution des filets nerveux moteurs aux différents muscles de l'organe. Dans ces dernières années, un certain nombre de physiologistes

1. Numéro du 16 mai.
2. *Berl. klin. Wochenschr.*, 25 juillet 1892, p. 746.

se sont donné comme tâche de poursuivre le trajet des éléments nerveux moteurs du larynx jusque dans les centres nerveux cérébro-spinaux, et la recherche d'un centre cortical laryngé est une des questions qui, dans les derniers congrès de laryngologie, ont le plus soulevé de discussions et le plus passionné les esprits.

Commençons par rappeler ici le double rôle physiologique du larynx. Cet organe se trouve être effectivement le siège de deux importantes fonctions : l'une d'ordre purement végétatif, la respiration, l'autre appartenant exclusivement à la vie de relation, la phonation; la première susceptible d'être modifiée, mais non suspendue par la volonté et s'exerçant sans discontinuité, indépendamment d'elle, la seconde soumise au contraire étroitement à la volonté et ne s'en affranchissant que tout à fait exceptionnellement, lors de la production de certains actes réflexes (rire, sanglot, cri d'effroi...). N'étaient les besoins de la phonation, le larynx représenterait simplement la portion supérieure toujours béante du tube aérien, mais, pour les nécessités de cette fonction, se sont développées dans la portion supérieure du conduit respiratoire deux membranes vibrantes qui mettent à profit la force de l'air expiré pour entrer en fonctionnement sous l'influence de la volonté. Ce sont les cordes vocales. Cependant, si l'acte respiratoire, au moment du rejet de l'air hors de la poitrine favorise l'acte phonatoire, la réciproque n'a pas lieu et les cordes vocales, quand elles se rapprochent par la force contractile de leurs nombreux muscles adducteurs, constituent pour la respiration une véritable menace dont nous avons trop souvent en clinique l'occasion d'observer la réalité, toutes les fois que ce groupe musculaire est le siège d'un spasme.

Dans les conditions normales, ce danger est conjuré par un groupe antagoniste, composé de deux muscles seulement, dont le rôle consiste à maintenir entre les cordes vocales un intervalle suffisant pour l'entrée et la sortie de l'air. Ce groupe mérite donc la qualification de *respiratoire*, par opposition à l'autre auquel convient celle de *phonatoire*.

Il est remarquable qu'à cette dualité fonctionnelle si tranchée ne correspond aucunement une division semblable dans la distribution des nerfs moteurs de l'organe. Ainsi nous voyons le récurrent répartir indistinctement ses filets terminaux entre les muscles respiratoires et les phonatoires, et en revanche l'un de ces derniers échapper à l'influence du récurrent et recevoir son rameau moteur du laryngé supérieur.

Le récurrent contient donc réunis dans sa gaine, sans distinction *apparente*, deux groupes de fibres nerveuses à action antagoniste.

Il semble cependant que, réunis en un même tronc, les deux groupes en question n'y soient pas précisément confondus, car ils ne présentent pas la même vulnérabilité à l'égard de certaines influences pathologiques.

C'est ainsi que Semon [1] a montré que, dans les lésions organiques progressives des nerfs laryngés moteurs et du bulbe, les abducteurs des cordes vocales étaient toujours les premiers ou les seuls muscles atteints.

Mais remontons plus haut dans cette analyse fonctionnelle des éléments nerveux moteurs

1. *Arch. of lar.*, vol. II, nº 3, 1881.

du larynx. Ainsi que nous l'avons dit précédemment, les nerfs laryngés ne se détachent du pneumogastrique qu'après que celui-ci a reçu l'importante branche interne du spinal.

Or Claude Bernard crut pouvoir conclure de ses expériences que cette dualité originelle des nerfs moteurs du larynx correspondait à la dualité fonctionnelle de l'organe. Après avoir établi par son ingénieux procédé d'arrachement des nerfs spinaux, au niveau de la base du crâne, que la suppression de ces deux nerfs, chez le chien, avait pour conséquence l'abolition de la voix, par défaut de rapprochement des cordes vocales, il admit que le nerf spinal était le véritable nerf phonateur. Quant au pneumo-gastrique, il voulut en faire le nerf moteur respirateur du larynx. Il crut en effet avoir constaté que l'aphonie consécutive à la section des deux vagues était due, non à l'écartement permanent des lèvres de la glotte, mais au contraire à l'impossibilité où elles sont de s'écarter l'une de l'autre[1].

1. *Physiologie et pathologie du système nerveux.* t. II, p. 309.

La théorie était assurément des plus séduisantes : le vague et le spinal, bien qu'apparemment confondus dans un même tronc, régissaient la motilité de l'organe, chacun pour le besoin de sa fonction spéciale, le premier intervenant au moment de l'inspiration, pour ouvrir la glotte, le second ayant pour rôle d'en rapprocher les lèvres pour la production de la phonation. Cette conception n'a malheureusement pas été confirmée par l'expérimentation ultérieure. Le fait qui paraît définitivement acquis à la physiologie du système nerveux, c'est que la section du spinal, au-dessus de sa jonction avec le vague, entraîne la paralysie complète et totale de la corde vocale correspondante et que ce nerf est bien réellement le nerf moteur du larynx. L'opinion contraire récemment émise par Grabower[1] n'a jusqu'ici reçu la sanction d'aucun autre expérimentateur. Horsley, cité par Semon[2], a noté que l'arrachement du spinal avait pour conséquence l'immobilité de la corde vocale en position

1. *Centralblatt für Physiologie*, n° 20, 1890.
2. *Geschichte der Lehre von den motorischen Kehlkopflähmungen*, p. 47.

cadavérique, et il a pu s'assurer, à l'autopsie de l'animal, que le pneumogastrique n'avait été aucunement lésé.

Ajoutons que Burchard[1], recherchant les filets nerveux dégénérés (méthode de Waller) dans les différents nerfs du larynx, quelques semaines après l'arrachement du spinal, en a trouvé un très grand nombre dans le récurrent. On en constatait aussi la présence dans le laryngé externe, mais point dans le laryngé supérieur, au delà de l'émergence de ce rameau.

Tous ces faits établissent amplement le rôle moteur du spinal dans la physiologie laryngée. En revanche, la théorie d'un nerf vague abducteur des lèvres de la glotte, édifiée par Bernard, est nettement en opposition avec les résultats d'expériences plus récentes. Schiff[2] et Schech[3] ont constamment observé, à la suite de la section du pneumogastrique pratiquée

1. *Verlauf dés Access. Willisii im Vagus.* Dissertation. Halle, 1867.

2. *Lehrbuch der Muskel-und Nerven Physiologie*, 1858-59, p. 416.

3. *Functionen der Nerv. und Musk. des Kehlkopfs.* Wurzbourg, 1873.

au-dessus de la naissance du récurrent, une immobilité de la corde vocale en position cadavérique, absolument identique à celle qui résulte de l'arrachement du spinal.

La part active que prend le larynx à la respiration, le synchronisme parfait des mouvements d'écartement des cordes avec l'acte inspiratoire, enfin la présence, dans le bulbe, des noyaux d'origine des pneumogastriques que nous savons présider aux mouvements respiratoires du larynx, constituaient autant de raisons pour localiser *a priori* dans la moelle allongée le centre moteur respiratoire du larynx.

Semon a poussé l'analyse plus loin. Il s'est demandé si le centre en question était commun aux mouvements respiratoires du larynx et à ceux du thorax, ou s'il existait un centre distinct pour chaque groupe musculaire. Les deux arguments suivants lui ont fait accepter la seconde hypothèse : 1° Il résulte des expériences de cet auteur et d'Horsley que, dans la respiration tranquille (tant pendant l'expiration que pendant l'inspiration), la largeur de la glotte est en moyenne deux ou trois fois supérieure à celle qu'elle mesure, soit après la mort, soit après la section des deux vagues, au-dessous de l'émergence des récurrents, ce qui établit l'existence d'un tonus maintenant la glotte béante, d'une façon continue, pendant que le thorax exécute ses mouvements rythmiques. 2° Chez le chat, l'excitation du plancher du quatrième ventricule, à sa partie supérieure, détermine un écartement continu des lèvres de la glotte, ce qui n'empêche pas le thorax de continuer ses mouvements rythmiques d'expansion et de retrait.

Pour Semon, le tonus en question est de nature réflexe et a son point de départ dans la vaste sphère de distribution du pneumo-gastrique sur l'arbre respiratoire. Les expériences de Masini[1] consistant à pratiquer la ligature de la trachée, tandis que l'on observe les mouvements des cordes vocales, confirment, on ne peut mieux, cette assertion. On voit alors, en effet, chez l'animal subitement privé de tout apport d'air, les cordes vocales se livrer à des efforts démesurés d'écartement, au point de se

1. *Archiv. ital. di laring.* 1891, fasc. I et II, p. 21. Travail analysé dans les *Arch. internat. de laryng.*, 1891, p. 102.

confondre presque avec les parois latérales du larynx.

Il résulte de ce qui précède, que le larynx, en tant qu'organe respiratoire, a sa *représentation* dans le bulbe. En est-il de même du larynx, organe phonatoire? La réponse affirmative à cette question est *a priori* on ne peut plus rationnelle : 1° puisque c'est dans le bulbe que résident les noyaux supérieurs d'origine du nerf spinal que nous savons présider aux actes phonatoires du larynx; 2° puisque les excitations phonatoires qui descendent de l'écorce cérébrale, et dont nous aurons à nous occuper bientôt, réclament l'existence d'un centre bulbo-spinal de coordination et de transmission.

Une pareille hypothèse avait déjà reçu sa confirmation de l'expérience de Vulpian consistant à produire un cri purement réflexe par excitation du bulbe, après ablation du cerveau. Semon et Horsley ont fourni de nouvelles démonstrations du même fait, en obtenant l'adduction des cordes vocales pour l'excitation de l'*ala cinerea* et du bord supérieur du *calamus scriptorius*.

Nous voici amené à aborder enfin la question

si neuve et si intéressante de la représentation du larynx dans l'écorce cérébrale.

Comme le dit fort bien Paul Raugé, dans un excellent travail sur les paralysies laryngées corticales, récemment publié dans les *Archives internationales de laryngologie* (1892, n° 4, p. 185), jusqu'à ces toutes dernières années, avant les recherches de Ferrier (1876) et celles de Duret (1877), on ne semblait pas se douter qu'on dût aller chercher, dans les régions supérieures de l'encéphale, le foyer excitateur d'aucun mouvement du larynx. Nous ferons même remarquer que, plus récemment encore, en 1889, François Frank mettait en doute l'existence d'un centre laryngé cortical. Si Ferrier et Duret ont entrevu et pour ainsi dire pressenti l'existence de ce centre, plus qu'ils ne l'ont véritablement découvert et localisé, cela tient aux conditions défectueuses dans lesquelles ces auteurs expérimentaient et même à un vice originel dans la conception qu'ils se faisaient du centre cherché. Pour eux, ce centre devait commander à lui seul l'acte complexe de

1. De l'influence des excitations cérébrales sur les principales fonctions.

la phonation et tenir par conséquent sous sa
dépendance non seulement l'adduction glottique, mais encore l'acte thoracique expiratoire. Aussi poursuivaient-ils la découverte
d'un point de l'écorce cérébrale dont l'excitation aboutît à la production d'un cri, phénomène irréalisable, si l'on songe que cet acte,
apparemment si simple, exige la synergie de
groupes musculaires éloignés les uns des autres et dépendant de centres cérébraux distincts. Au professeur Krause, de Berlin, revient
l'initiative d'un procédé nouveau consistant
à pratiquer l'examen laryngoscopique chez les
animaux en expérience et à surprendre, par
l'inspection directe de l'organe phonatoire, les
modifications fonctionnelles entraînées chez lui
par l'excitation de tel ou tel point de la surface
des circonvolutions. C'est grâce à cette ingénieuse méthode que cet auteur et après lui
Masini et enfin Semon et Horsley recherchant
moins un centre phonatoire qu'un centre laryngé, parvinrent non seulement à le découvrir,
mais à lui assigner des limites et une topographie précises.

Des deux fonctions du larynx, celle dont on

devait surtout s'attendre à découvrir la représentation corticale est assurément la fonction phonatoire, si intimement liée à nos opérations intellectuelles. Pourtant la fonction respiratoire, tout en étant plutôt du domaine de la vie végétative, subissant dans une certaine mesure l'influence de la volonté, l'existence d'un centre cortical laryngé respiratoire constituait *a priori* une hypothèse fort rationnelle. Déjà la représentation de la respiration dans l'écorce, pour ce qui concerne les mouvements thoraciques, avait été déterminée par Munk[1]. Cherchant à analyser cette influence du cerveau sur la respiration et à déterminer séparément la façon dont s'exerce cette influence sur le larynx, c'est-à-dire sur l'abduction inspiratoire des cordes vocales, Semon et Horsley ont rencontré, entre les diverses espèces d'animaux, de grandes différences. C'est chez le chat que l'excitation de l'écorce cérébrale leur a paru donner, à ce point de vue, les résultats les plus nets. Chez cet animal seul, ils ont pu déterminer l'existence d'un centre présidant es-

---

1. *Sitzungsberichte der Kgl. preuss. Akad. Wissenschaft,* XXXVI, 1882.

sentiellement à l'adduction, tout contre le bord du sillon olfactif[1].

Pour ce qui est de la représentation phonatoire du larynx, la question est beaucoup plus avancée et les résultats de l'expérimentation présentent l'avantage d'avoir pu être acquis chez une espèce beaucoup plus voisine de la nôtre : chez le singe. En promenant, chez cet animal, la pointe d'une électrode d'induction, à la surface des circonvolutions cérébrales, Semon et Horsley[2] ont pu délimiter un territoire « situé juste en arrière de l'extrémité inférieure du sillon précentral, à la base de la troisième circonvolution frontale, et dont l'excitation s'accompagne d'un mouvement d'adduction des deux cordes vocales. Ce territoire présente un foyer d'action prédominante dans la moitié antérieure du pied de la circonvolution frontale ascendante. L'excitation de ce point produit une adduction bilatérale complète des cordes vocales qui dure aussi longtemps que l'excitation. Si toutefois l'on vient à prolonger déme-

1. SEMON et HORSLEY. Relations du larynx avec le système nerveux. Communication au Congrès de Berlin, 1890. *Archiv. intern. de laryng.*, 1890, p. 223.
2. SEMON et HORSLEY, *ibid.*

surément cette dernière, le besoin de respirer surmonte l'influence de l'excitation artificielle et provoque un mouvement d'adduction des cordes vocales momentané, mais puissant. L'excitation des parties périphériques du territoire détermine une adduction de moins en moins parfaite, au fur et à mesure que l'on s'écarte du foyer et, quand enfin l'excitation ne porte plus que sur l'extrême limite du territoire, les cordes vocales prennent la position dite cadavérique... Si l'on vient à exciser l'un des territoires corticaux d'adduction assez complètement pour que l'excitation des parties voisines de la lésion demeure sans effets sur le larynx et qu'on laisse la plaie se guérir aseptiquement, on n'observe pas de paralysie des cordes vocales. D'autre part, si l'on excite ultérieurement le territoire correspondant de l'hémisphère opposé, on obtient une adduction complète et bilatérale des cordes tout comme si le territoire opposé était intact. » Les mêmes auteurs n'auraient même pas vu se produire de paralysie unilatérale du larynx, à la suite de l'extirpation complète de l'un des hémisphères cérébraux. Pour eux, il y a toujours suppléance de l'un des territoires par celui du côté opposé et, appliquant à la pathologie humaine le résultat de leurs expérimentations sur les animaux, ils se refusent catégoriquement à admettre la possibilité d'une paralysie laryngée d'origine corticale et ils n'hésitent pas à considérer les observations de Garel et Dor (paralysie d'une corde vocale coïncidant avec un foyer cortical ou sous-cortical dans l'hémisphère opposé) comme des faits incomplètement observés auxquels l'examen histologique du bulbe fait défaut.

Nous n'avons certes pas la prétention de trancher ici une question aussi délicate où l'expérimentation sur l'animal d'une part et l'autopsie humaine semblent se trouver en opposition, et qui réclame, pour sa solution, l'observation de nouveaux faits cliniques. Nous ferons seulement remarquer que, sur ce point, les différents expérimentateurs ne sont pas précisément d'accord, puisque Masini prétend avoir obtenu par la stimulation d'un seul centre phonatoire, au moyen d'un courant très faible, des mouvements de la corde opposée. En outre, en supposant que les auteurs anglais aient opéré dans de meilleures conditions que leur collègue italien et que leurs résultats expérimentaux soient irréfutables, sont-ils bien en droit d'appliquer aussi exclusivement à l'homme les faits obtenus par eux sur le singe, lorsque surtout il s'agit d'une fonction aussi spéciale à notre espèce que la phonation et se rattachant intimement au mécanisme de la parole, l'un de nos attributs différentiels les plus incontestés, et cela, alors que les deux expérimentateurs avouent eux-mêmes de si notables différences dans leurs résultats, d'une espèce à une autre, au point que le chat est le seul animal sur lequel ils aient pu mettre en évidence l'existence d'un centre cortical d'abduction glottique respiratoire?...

Nous nous proposons de revenir d'ailleurs sur ce sujet, à propos des paralysies laryngées, et nous rappellerons alors les solides arguments proposés par Paul Raugé, dans un excellent travail auquel nous avons déjà fait allusion, sur la rareté apparente des paralysies laryngées corticales.

Mentionnons seulement ici que, se basant sur deux faits cliniques observés par eux et suivis d'autopsie, dans l'un desquels la paralysie d'une corde vocale coïncidait avec un foyer cortical et dans l'autre avec un foyer sous-cortical de l'hémisphère du côté opposé. Garel et Dor localisent chez l'homme le centre cortical moteur du larynx au niveau du pied de la troisième circonvolution frontale et du sillon qui la sépare de la frontale ascendante. Les fibres émanées de ce centre passeraient au niveau de la partie externe du genou de la capsule interne, formant dans le faisceau géniculé un cordon moteur laryngé indépendant de celui de l'aphasie et de celui de l'hypoglosse.

DIVISION DU SUJET

Nous entendons par *névropathie laryngée* toute manifestation laryngée morbide dépendant d'un état pathologique du système nerveux (centres ou nerfs), que cet état soit ou non causé par des lésions appréciables à nos moyens d'investigation.

Le désordre ainsi produit pouvant intéresser la sensibilité de l'organe ou son appareil moteur, nous nous proposons d'étudier successivement, à l'instar de la plupart des traités classiques, les névropathies laryngées sensorielles et les motrices. Nous ne nous dissimulons pas toutefois combien est artificielle cette division indispensable pour l'ordre et la clarté de l'exposition. Bien des affections nerveuses à manifestations laryngées impressionnent en effet simultanément ses rameaux nerveux sensibles et moteurs et, pour n'en citer qu'un exemple, si les accidents laryngés spasmodiques qui occupent une place si importante dans le sujet que nous traitons méritent bien de figurer parmi les troubles moteurs, il n'en est pas moins vrai qu'ils sont généralement l'aboutissant d'un réflexe tirant souvent son origine d'un état d'hyperexcitabilité anormale des éléments sensibles de l'organe.

Chacun des deux groupes que nous venons d'indiquer se prête naturellement à une subdivision. Le trouble observé consiste effectivement tantôt en une exagération, tantôt en une diminution de ce qui peut être considéré comme le degré fonctionnel normal. Nous aurons donc à considérer successivement, dans notre premier groupe, l'hyperesthésie et l'anesthésie laryngiennes, et, dans le second, les hyperkinésies et hypokinésies. Là encore notre tâche ne sera pas sans difficultés, un même trouble musculaire prêtant à des interprétations variables, en sorte que certains désordres moteurs, considérés par les uns comme de nature paralytique, sont attribués par d'autres à un état de contracture des muscles antagonistes.

D'autre part, certains troubles, tant de la sensibilité que de la motilité, paraissent moins dépendre d'une exagération ou d'un abaissement que de la perversion de l'état fonctionnel normal. C'est ce qui nous amènera à ouvrir deux chapitres supplémentaires pour les dysesthésies et les dyskinésies laryngées.

L'étude du vertige laryngé nous servira naturellement de transition entre les troubles de la sensibilité et ceux de la motilité de l'organe.

Enfin un court chapitre consacré aux myopathies laryngées d'origine nerveuse trouvera sa place tout indiquée à la suite du chapitre consacré aux paralysies.

NÉVROPATHIES
LARYNGÉES SENSORIELLES

PREMIÈRE PARTIE

HYPERESTHÉSIE LARYNGÉE

Tout laryngologiste sait les innombrables différences qui séparent les divers sujets les uns des autres, au point de vue du degré de sensibilité de la muqeuse laryngée, à l'égard des instruments mis en contact avec sa surface. Tandis que les uns réagissent à peine contre des badigeonnages pratiqués avec énergie, d'autres ne peuvent supporter le moindre attouchement sans accuser les souffrances les plus pénibles, en même temps qu'ils sont en proie à un spasme glottique d'une extrême violence. Aussi est-il

malaisé de déterminer où commencent les limites de l'hyperesthésie laryngée, en tant qu'état
pathologique. On ne saurait évidemment considérer comme *maladie* proprement dite un état de
sensibilité, si vive qu'elle soit, qui ne se manifeste qu'à l'occasion du contact d'un pinceau
ou d'un instrument quelconque. Nous ne voulons donc envisager ici l'hyperesthésie laryngée
qu'autant qu'elle se manifeste en dehors de toute
irritation artificielle.

Ce phénomène morbide se montre surtout en
clinique sous la dépendance d'un état anormal
du système nerveux général. Aussi l'observe-
t-on tout particulièrement chez les femmes hystériques, chez les sujets anémiques, chez les
neurasthéniques fatigués par des pertes sémi-
nales, des excès vénériens ou par une dyspepsie prolongée (Ariza, de Madrid[1]), enfin chez les
individus rendus hyperexcitables par l'usage
immodéré de l'alcool.

Les phénomènes subjectifs accusés par les
malades consistent, le plus souvent, en une sensation douloureuse ou en une simple gêne pro-

1. *Laringismo gastrico.* Analysé dans l'*Internat. Centralblatt für Laryng.*, 2ᵉ année, p. 446.

voquant une toux voulue, ou au contraire tout à fait involontaire et impossible à maîtriser.

Plus rarement il existe une véritable douleur au niveau de l'organe et une *névralgie du larynx* à proprement parler. La douleur peut être continue, survenir tout à fait spontanément, ou ne se montrer que sous l'influence de la phonation, entraînant alors une véritable *phonophobie* (Gottstein). E. Fränkel a pu, dans deux cas, déterminer l'existence de points douloureux indépendants de la localisation des douleurs spontanées. Ces points étaient beaucoup plus sensibles à l'application des courants continus qu'à la simple pression et plus sensibles aussi au contact du pôle négatif qu'à celui du pôle positif.

La dépendance dans laquelle se trouvent les phénomènes que nous venons de décrire vis-à-vis du système nerveux général nous explique suffisamment leur ténacité habituelle, ainsi que leur tendance à récidiver.

Pour la même raison, on conçoit qu'on ne saurait généralement attendre d'un traitement purement local (enveloppement du cou avec des compresses chaudes, badigeonnages ou insufflations cocaïnés, badigeonnages avec une solution de bromure de potassium, cautérisations légères ou fortes) que des résultats le plus souvent transitoires. Tout en appliquant ces moyens, on ne négligera donc pas d'instituer une médication générale en rapport avec la constitution du sujet et la pathogénie particulière de chaque cas (hystérie, neurasthénie, anémie, dyspepsie, alcoolisme, fatigues vocales).

En cas de névralgie laryngée, E. Fränkel (cité par Gottstein) conseille l'emploi des courants continus, par séances de quatre ou cinq minutes. S'il existe des points douloureux, l'anode sera appliqué à leur niveau et le cathode sur un point indifférent.

DEUXIÈME PARTIE

DYSESTHÉSIE OU PARESTHÉSIE LARYNGÉE

Ici le trouble nerveux sensoriel ne s'accuse plus par une manifestation douloureuse à proprement parler, mais par une véritable perversion de la sensation, et les malades l'expriment en accusant au larynx une brûlure, un chatouillement, un picotement... Enfin, quand la perversion atteint son plus haut degré, ils ont l'illusion de la présence d'un corps étranger (cheveu, croûte de pain...) dont ils cherchent à se débarrasser par d'incessants efforts de toux ou de raclement guttural.

Les hystériques fournissent une bonne proportion de cette catégorie de malades et, en fait, la fameuse *boule hystérique* qui est une des expressions caractéristiques de leur névrose, appartient bien à cette classe spéciale de désordres nerveux; mais les troubles dont nous nous occupons sont surtout l'apanage de l'hypochondrie et on les observe tout spécialement sur les hypochondriaques syphilophobes. A côté de ces derniers il y aurait lieu de citer aussi les *cancérophobes*. Les laryngologistes contemporains de la maladie de l'empereur Frédéric II ont eu maintes fois l'occasion de rassurer de malheureux névropathes terrorisés par la sensation d'une *tumeur cancéreuse* qu'ils croyaient sentir se développer dans leur gorge.

Chez tous ces malades, bien entendu, le résultat de l'examen laryngoscopique est négatif, mais ce serait une erreur de croire que ce simple examen suffise pour nous autoriser à considérer comme purement imaginaires les sensations du malade. Schadewaldt (cité par Gottstein) a en effet montré combien est vague et souvent inexacte la localisation des sensations éveillées par l'irritation d'un point quelconque de nos organes cervicaux, en général,

au point qu'un malade peut parfaitement res-
sentir dans le larynx une douleur émanant
d'une lésion trachéale ou œsophagienne.

Ce que nous avons dit plus haut de la ténacité et de la tendance à récidiver des phénomènes d'hyperesthésie laryngienne et aussi de
l'inefficacité ou des effets transitoires d'une
médication purement locale et par conséquent
de la nécessité d'un traitement général, approprié à la constitution du sujet, s'applique tout
aussi bien aux paresthésies laryngées. Nous
jugeons donc superflu d'insister sur ces différents points.

TROISIÈME PARTIE

ANESTHÉSIE LARYNGÉE

Nous avons vu plus haut combien, dans les conditions normales, le degré de sensibilité de la muqueuse laryngée était susceptible de varier d'un sujet à un autre. Nous n'entendons nous occuper ici que de l'affaiblissement (hypo-esthésie) ou de la suppression de cette sensibilité survenant dans des conditions vraiment pathologiques.

La perte de la sensibilité du larynx est mise en évidence par l'exploration, au moyen de la sonde, de l'intérieur de la cavité de l'organe. On constate alors que les différents points de cette cavité et notamment les cordes vocales qui, dans les conditions normales, sont si promptes à réagir spasmodiquement contre toute irritation venue du dehors, demeurent inertes au contact de l'instrument et que le malade lui-même n'accuse aucune sensation. Mais l'anesthésie laryngée n'est pas toujours un symptôme latent, demandant à être recherché pour être diagnostiqué : pour peu qu'elle soit prononcée et qu'elle s'étende à l'épiglotte, elle a pour conséquence de supprimer le rôle actif que joue l'orifice supérieur du larynx, dans les conditions normales, pendant le second temps de la déglutition : l'inertie de l'épiglotte peut alors laisser pénétrer dans les voies aériennes des fragments alimentaires, exposant le malade à des complications pulmonaires mortelles. Il est remarquable que cet accident, fréquemment observé sur les malades dont l'anesthésie se complique d'un état général d'affaiblissement ou d'adynamie, n'est presque jamais la conséquence de l'anesthésie hystérique.

L'anesthésie laryngée peut être artificiellement produite par le sommeil chloroformique ou par l'application locale de la cocaïne.

En clinique, nous l'observons dans des conditions assez variées.

Elle figure au nombre des troubles si variés de la sensibilité chez les hystériques.

Chez les épileptiques, au moment de l'accès, la sensibilité laryngée est momentanément supprimée en même temps que celle des autres parties du corps.

D'autre part, la manifestation morbide qui nous occupe peut être la conséquence d'une lésion circonscrite occupant les troncs nerveux ou les centres d'où ils tirent leur origine.

Von Ott a observé l'anesthésie d'une moitié du larynx causée par la dégénérescence syphilitique du nerf vague, au niveau de son origine.

C'est également à une lésion des nerfs laryngés supérieurs que nous devons rapporter les faits de paralysie de la sensibilité laryngée si fréquemment observés consécutivement à la diphtérie de cet organe. Il est, en effet, bien établi, par les travaux de Charcot et Vulpian, de Bühl, de Déjerine, de Leyden, Meyer et Löwenfeld[1] que les paralysies de cet ordre sont

1. Nous empruntons ces détails au récent et excellent livre

dues à une névrite des nerfs correspondant souvent, mais non constamment, au territoire qui a été envahi par la diphtérie.

La cause matérielle de l'anesthésie laryngée peut siéger plus haut, occuper les noyaux bulbaires d'origine des nerfs laryngés (paralysie glosso-labio-laryngée de Duchenne) ou la base du cerveau, comme dans le cas cité par Mac Bride (anesthésie unilatérale du larynx coïncidant avec une tumeur de la face inférieure du pédoncule cérébral). Enfin la lésion peut siéger plus haut encore, dans l'hémisphère cérébral. Il s'agit alors le plus souvent d'un foyer hémorragique ou de ramollissement occupant la portion la plus reculée de la capsule interne et déterminant, dans la moitié opposée du corps, une hémianesthésie dans laquelle la moitié correspondante du larynx peut être englobée.

Lennox Browne enfin a signalé l'anesthésie du pharynx et du larynx comme une complication de la démence paralytique.

de notre collègue A. Ruault sur les affections de la bouche et du pharynx, intercalé dans le nouveau traité de médecine.

On voit combien sont diverses les circonstances dans lesquelles la sensibilité laryngée peut être diminuée ou supprimée, sur la totalité ou sur une partie de son territoire.

Le pronostic de cette manifestation est évidemment lié à celui de sa cause première. Passagère, quand elle se montre consécutivement à la diphtérie, également transitoire, mais sans durée définie et sans possibilité de retour, sur les hystériques, elle est au contraire incurable quand elle est sous la dépendance d'une lésion cérébrale ou bulbaire, à moins qu'il s'agisse d'une lésion syphilitique.

Dans le premier cas, l'électrisation locale peut accélérer la guérison. On emploiera alternativement les courants continus et interrompus. Ziemssen (cité par Gottstein) recommande de porter l'électrode intra-laryngée sur la partie antérieure du sinus pyriforme, au voisinage du pli de la muqueuse au fond duquel chemine le nerf laryngé supérieur.

VERTIGE LARYNGÉ[1]

Le vertige laryngé ne nous a paru rentrer, à proprement parler, ni dans le cadre des désordres laryngés sensoriels, ni dans celui des troubles de la motilité.

Cependant les sensations laryngées spéciales qui, sous forme d'aura, en marquent presque constamment le début et les manifestations spasmodiques (toux, spasme glottique) au milieu desquels il s'est toujours produit chez les malades observés jusqu'ici nous ont déterminé à le faire figurer dans notre travail, à titre de transition, entre ces deux ordres de névropathies.

Sous ce titre de *vertige laryngé (laryngeal vertigo)*, J.-R. Gasquet publiait, dans le numéro d'août 1878 du journal *the Practitioner*, l'observation d'un malade âgé de 70 ans qui, depuis le début d'une bronchite contractée trois ans auparavant, était sujet à des accès de toux violente

1. Ictus laryngé de Garel. Syncope laryngée d'Armstrong.

pendant lesquels il perdait connaissance et tombait sur le sol, ne présentant ni mouvements convulsifs, ni morsure de la langue, ni miction involontaire. Au bout d'un certain temps, les attaques s'étaient montrées constamment précédées d'une sensation d'irritation laryngée.

Deux ans auparavant, Charcot avait communiqué à la Société de biologie[1], sous cette même dénomination de *vertige larynge*, un fait analogue à celui que nous venons de résumer. Il s'agissait d'un goutteux, âgé de 55 ans, sujet à des accès de toux spasmodique pendant lesquels il lui arrivait de s'affaisser, plutôt étourdi que sans connaissance, sans présenter de phénomènes convulsifs.

Dans une leçon faite à la Salpêtrière et reproduite dans le *Progrès médical*[2], Charcot rappela ces deux faits auxquels il en joignit trois autres, et un quatrième emprunté à Sommerbrodt. Il signala la possibilité de l'apparition d'accidents semblables chez les malades sujets aux crises laryngées tabétiques.

D'après lui, il s'agissait là d'un phénomène

1. Séance du 19 novembre 1876.
2. 26 avril 1879.

clinique comparable au vertige de Menière et résultant d'une impression spéciale des centres nerveux par la voie des fibres nerveuses laryngées centripètes.

La publication de ces faits nouveaux ne tarda pas à provoquer en Europe et en Amérique l'apparition d'observations semblables. Cependant ces observations sont restées jusqu'ici assez peu nombreuses. Le nombre n'en dépasse guère vingt, à l'heure qu'il est.

Nous allons tenter de présenter une description nosographique sommaire du *vertige laryngé*, d'après les cas (disons-le de suite, assez disparates) que nous avons pu réunir. Après quoi, nous en discuterons la nature et nous verrons jusqu'à quel point son existence, en tant qu'entité pathologique, se trouve légitimée par les faits.

La très grande majorité des observations concerne des hommes. Une seule fois jusqu'ici, en effet, l'affection a été notée chez une femme (Knight[1], de Boston). L'âge varie entre 35 et 70 ans.

____

1. Soc. de laryng. d'Amérique, 1886.

Dans un petit nombre de cas, la « tare nerveuse » est mentionnée.

Le plus souvent, les accidents se montrèrent dans le cours d'une bronchite compliquée de fortes quintes de toux. L'examen ne révéla généralement qu'un peu de congestion ou un léger catarrhe de la muqueuse, des granulations pharyngées, une hypertrophie amygdalienne, etc.

Le malade de Sommerbrodt était porteur d'un polype laryngé dont l'extirpation mit fin aux accidents.

On sait enfin, depuis les observations de Charcot, que le tabes, quand il s'accompagne de crises laryngées, peut occasionner ces mêmes phénomènes vertigineux.

Dans la presque totalité des cas, l'attaque est précédée d'une sensation spéciale de chatouillement, d'irritation dans le larynx ; puis survient une quinte de toux généralement très violente, pouvant même s'accompagner de spasme glottique. Le visage est alors congestionné, violacé : il y a toute l'apparence d'une menace d'asphyxie. D'autres fois, au contraire, on n'observe qu'une toux légère. (Une petite toux sèche est notée dans le second cas de Charcot.) On peut alors constater de la pâleur du visage au lieu de la teinte cyanosée dont nous venons de parler. Cette pâleur est signalée dans deux des quatorze cas réunis par Knight de Boston[1].

Au milieu de cette quinte de toux, le malade tombe à terre, complètement privé de connaissance, ou simplement étourdi. D'ailleurs, il revient presque aussitôt à lui, et se relève, ne conservant, le plus souvent, aucune impression d'hébétude, à la suite de son attaque ; d'autres fois, au contraire, éprouvant pour quelque temps une certaine confusion de ses idées.

Dans la majorité des faits, il est noté que l'attaque n'a été accompagnée ni de miction involontaire, ni de morsure de la langue. Cependant ce dernier accident se trouve consigné dans plusieurs observations (fait de Sommerbrodt[2], fait de James Newcomb[3]). Les convulsions des membres ou de la face ont été, d'autre part, assez fréquemment signalées. (Plusieurs des malades de Charcot).

1. Soc. de laryng. d'Amérique, 1886.
2. *Berl. klin. Wochenschr.*, 25 septembre 1876.
3. *N. Y. med. Journal*, 10 septembre 1892.

Il est impossible de rien dire de général sur la fréquence des crises. Chez le second malade observé par Charcot, on en compta jusqu'à quinze dans la même journée. Au contraire, le premier malade de Cartaz n'eut en tout que deux attaques, et encore la seconde fut-elle très légère. Le premier malade de Massei[1] n'eut qu'une seule crise. Le troisième en avait jusqu'à quatre par jour. Autant de malades, autant de variétés.

La terminaison est le plus souvent favorable. Pourtant le troisième malade de Charcot fit exception à cette règle et succomba pendant le cours d'un accès d'asthme; mais, ici même, le vertige laryngé ne semble pas avoir présidé à cette terminaison fatale.

Avec les malades porteurs d'une lésion du larynx ou de son voisinage, le traitement local parut exercer une influence curative sur les accidents vertigineux. Ainsi le malade de Sommerbrodt guérit à la suite de l'extirpation d'un polype laryngé.

Chez le premier des deux malades de Cartaz, la guérison fut obtenue à la suite de la cauté-

---

1. *Giorn. internat. delle scienze med.,* anno VI.

risation de l'amygdale linguale qui était très hypertrophiée. Chez d'autres, non porteurs de lésions locales, le bromure de potassium eut une action manifestement favorable (quatrième malade de Charcot).

Comme on le voit, il existe entre les différents cas auxquels on a appliqué l'étiquette *vertige laryngé* de profondes différences symptomatiques, et nous nous demandons si tous la méritent réellement. Que sous l'influence d'une quinte de toux violente, d'un spasme laryngé tabétique ou autre, déterminant momentanément un trouble profond de la circulation cérébrale, il se produise une obnubilation de la vue, une sensation vertigineuse, suivie de chute, c'est là l'effet mécanique de toute congestion cérébrale quelque peu intense. On l'observe chez les enfants atteints de quintes de coqueluche violentes[1].

Dira-t-on alors qu'il s'est agi là de vertige laryngé? Nous ne le croyons pas, et nous pensons qu'il serait logique de ne pas faire dévier ce terme de l'acception que lui a nettement

____

1. Thorner en a observé cinq cas chez des personnes âgées, atteintes de cette maladie (*Journ. de méd. de Paris*, juin 1887).

assignée Charcot et de la réserver exclusivement aux cas où la perte de connaissance paraît nettement indépendante de la congestion passive engendrée par la toux et peut être rapportée à un réflexe d'origine laryngienne. Dans ces conditions seulement, le vertige laryngé mérite d'être assimilé au vertige auriculaire ou au vertige stomachal.

Le phénomène clinique étant ainsi nettement défini, quelle idée devons-nous nous faire de sa nature? Est-il permis d'y voir constamment, à l'exemple de Gray, une forme de petit mal, une manifestation vraiment épileptique? Nous ne nous refusons pas à admettre cette interprétation, du moins pour quelques cas. En sa faveur plaident incontestablement les mouvements convulsifs de la tête et des membres, les morsures de la langue, enfin les bons effets de la médication bromurée, constatés chez plusieurs malades. Et pourtant ces raisons sont encore passibles d'objections.

Les malades qui, précisément, dans les observations dont nous avons pu prendre connaissance, avaient offert des mouvements épileptoïdes, présentaient, au moment des accès, les signes d'une violente congestion céphalique parfaitement susceptible de provoquer, à elle seule, des manifestations convulsives. Quant à la morsure de la langue, nous la trouvons mentionnée chez le malade de Sommerbrodt qui guérit à la suite de l'extraction d'un polype laryngien et chez celui de Newcomb qui eut, en tout, des crises laryngées pendant un mois! Est-ce là l'allure habituelle de l'épilepsie et ne peut-on admettre que, dans ce cas, la morsure linguale ait été l'effet mécanique de la violence de la toux?

D'ailleurs aucun des malades observés ne présenta d'évacuation involontaire de l'urine. Chez aucun, les crises laryngées n'alternèrent avec des manifestations épileptiformes caractéristiques, pas plus qu'elles n'en furent précédées ou suivies. Massei[1] dit bien que son troisième malade avait eu des accès vertigineux, avant l'apparition de son vertige laryngé, mais il n'est pas établi que ce vertige antérieur ait été de nature comitiale.

En somme, nous savons combien est varié

1. *Loc. citat.*

le siège de l'aura épileptique et *a priori* rien ne semble plus légitime que *l'hypothèse* d'une épilepsie à aura laryngienne; mais cette idée nous ne saurions l'admettre que *théoriquement*, tant qu'elle n'aura pas reçu la sanction de faits cliniques rigoureusement observés.

Nous sommes donc, par le fait d'une élimination successive, ramenés à la conception première que Charcot avait proposée de ces accidents : celle d'un vertige *sui generis* à point de départ laryngé, assimilable aux vertiges auriculaire et stomachal.

Il est incontestable qu'*a priori* le larynx ne semble pas un organe propre à engendrer le vertige. En effet, tandis qu'il suffit d'une simple injection d'eau froide dans le conduit auditif pour déterminer, chez un grand nombre de personnes absolument saines d'ailleurs au point de vue nerveux, un étourdissement suivi de chute, nous n'avons jamais l'occasion de rien observer de semblable chez les malades auxquels nous pratiquons journellement des cautérisations ou même des opérations intra-laryngées. Il faut donc, pour que le phénomène en question se produise, une sorte de prédis.

position individuelle assez rarement réalisée d'ailleurs, à en juger d'après le nombre encore si restreint des observations de vertige laryngé publiées jusqu'ici.

Chez trois sujets observés par A. Cardarelli, de Naples [1], une simple pression exercée sur le nerf vague, au niveau du bord antérieur du sterno-cleido-mastoïdien, suffisait pour produire sur-le-champ un accès vertigineux.

D'autres malades présentent une tendance personnelle *au vertige en général*, et l'excitation laryngée ne semble être qu'un prétexte, qu'une cause occasionnelle à sa manifestation. Ainsi le troisième malade de Massei [2], homme de 56 ans, avait été sujet à des vertiges, de l'âge de 31 ans à l'âge de 42 ans : le vertige laryngé apparut chez lui à l'occasion d'un catarrhe laryngé aigu. D'autre part, la femme à laquelle se rapporte le second cas de Knight [3] avait auparavant éprouvé, à plusieurs reprises, des crises vertigineuses d'origine stomachale.

1. *Loc. citat.*
2. *Incurabili*, 1er novembre 1889. Analysé dans *l'Internat. Centralblatt f. Laryng.* T. VII. p. 89.
3. *Loc. citat.*

Le lecteur aura sans doute comme nous l'impression que la question du vertige laryngé n'est pas encore *mise au point*. Pour mieux fixer nos idées sur sa nature et sur sa pathogénie, il sera nécessaire que de nouveaux faits soient portés à notre connaissance et surtout que l'on ne fasse rentrer dans ce groupe que les cas dans lesquels l'influence perturbatrice de l'asphyxie ne peut être invoquée[1].

1. Ce chapitre était déjà rédigé quand nous avons eu connaissance d'un article publié par notre distingué collègue A. Ruault dans le n° 44 du *Journal de médecine de Paris* de cette année, sous le titre : *le vertige laryngé et les ictus laryngés.*

Nous avons eu la satisfaction d'y trouver plus d'un point commun entre les vues de l'auteur et les nôtres. Ruault est notamment d'avis d'écarter du groupe des vertiges laryngés les faits caractérisés par une extrême violence de la toux et par une rapide obnubilation intellectuelle qui paraît simplement la conséquence de la congestion cérébrale momentanément produite par cette toux.

Tout en admettant l'épilepsie à *aura laryngée*, il croit qu'il s'agit là de faits distincts de ceux visés par Charcot

Il pense enfin qu'il faudrait réserver le terme *ictus laryngé* à des accidents bien plus graves et encore peu connus, caractérisés par une syncope souvent mortelle, survenant dans le cours de certaines affections organiques du larynx (cancer) et pouvant s'expliquer par l'hypothèse d'un phénomène inhibitoire à point de départ laryngé et à aboutissant bulbaire. Il cite plusieurs exemples remarquables de cet ordre particulier d'accidents.

NÉVROPATHIES

LARYNGÉES MOTRICES

PREMIÈRE PARTIE

HYPERKINÉSIES LARYNGÉES

L'hyperkinésie de l'appareil moteur du larynx s'exprime par un spasme bref ou prolongé des muscles constricteurs de la glotte [1].

1. Nous n'avons pas cru devoir décrire ici un *spasme des dilatateurs glottiques*. Sous ce titre, Fraentzel, cité par Gottstein, a publié une observation caractérisée laryngoscopiquement par une abduction extrême des cordes vocales. Il y avait une extinction complète de la voix, même pendant la toux. L'auteur considérait ce fait comme un exemple de paralysie des constricteurs compliquée de contractures des dilatateurs; mais cette dernière hypothèse aurait précisément besoin d'être prouvée, et le fût-elle, il s'agirait évidemment là d'un fait isolé qui ne saurait être mis en parallèle

Nous avons vu précédemment, à propos de l'anatomo-physiologie du larynx, que l'adduction des lèvres de la glotte se produisait normalement dans deux circonstances absolument distinctes, soit en tant que phénomène phonatoire, pour la production des sons vocaux, soit à titre d'acte défensif contre la pénétration de corps étrangers dans les voies respiratoires.

Cette dualité fonctionnelle nous la retrouvons sur le terrain pathologique. L'observation nous montre en effet la constriction spasmodique de la glotte, tantôt survenant au moment où l'air tend à pénétrer dans la poitrine et contrariant plus ou moins gravement l'acte inspiratoire, tantôt ne constituant aucune menace pour la respiration, mais aboutissant, en revanche, à la production d'un son vocal. D'où la division toute naturelle des spasmes laryngés en spasmes respiratoires et en spasmes phonatoires.

avec l'immense proportion de faits de spasme des constricteurs que nous avons journellement l'occasion d'observer.

CHAPITRE PREMIER

SPASME LARYNGÉ RESPIRATOIRE

Nous avons fréquemment l'occasion d'observer ce phénomène, avec toute la netteté possible, chez les malades à qui nous venons de pratiquer un badigeonnage intra-laryngé. Nous y notons au complet les phases successives que nous retrouverons dans les divers types cliniques que nous allons avoir bientôt à passer en revue : arrêt brusque de la respiration, expression d'extrême angoisse sur le visage du patient, puis, après quelques secondes de cette pause apnéique dont la durée paraît interminable, production d'une inspiration longue, sifflante, aiguë, ne calmant qu'imparfaitement la sensation de soif d'air et résultant du passage pénible de l'air à travers la glotte qui commence à peine à s'entr'ouvrir, enfin reproduction et succession d'inspirations de moins en moins longues et aiguës, au fur et à mesure que les cordes s'écartent plus largement, jusqu'à ce que graduellement la respiration reprenne ses caractères normaux et que tout rendre dans l'ordre physiologique.

Ce spasme dont nous venons d'esquisser à grands traits les caractères essentiels se montre en clinique, soit à l'état de pureté, soit en concomitance avec des lésions laryngées ou avec d'autres manifestations symptomatiques, au milieu desquelles il ne figure qu'à titre de détail de seconde importance. On sait combien, chez les enfants atteints de croup, la respiration encore modérément entravée par un mince dépôt de fausses membranes peut être, d'un moment à l'autre, gravement compromise par l'adjonction subite de l'élément nerveux à l'élément purement mécanique. De semblables faits fourmillent en clinique; il nous paraît inutile d'en multiplier les exemples. D'une façon générale on devra y songer, en présence de toute brusque recrudescence de la dyspnée survenant chez des malades porteurs d'infiltrations ou de tumeurs glottiques, ou chez les enfants atteints non seulement de croup, mais même de simple catarrhe laryngé (laryngite striduleuse)[1].

Dans d'autres cas, il n'existe pas de lésions laryngées de nature à gêner le passage de l'air à travers sa cavité, mais le spasme glottique, ainsi que nous l'avons dit plus haut, loin de dominer la scène, n'y figure qu'avec une importance secondaire. Telle est la *reprise* sifflante de la coqueluche, due à un véritable spasme des constrictions de la glotte dont la durée et l'intensité sont souvent proportionnées

[1]. Il est encore une circonstance qui fournit un bien remarquable exemple de l'influence presque exclusive de l'élément nerveux même cérébral sur la dyspnée, là où l'on pourrait songer à quelque obstacle mécanique au passage de l'air, c'est le cas des enfants trachéotomisés qui, bien que guéris de leurs lésions laryngées, sont pris de suffocation, à toute tentative d'ablation de la canule. A ce propos, Millard rapporte dans sa thèse (*De la trachéotomie dans le croup*. Paris, 1858, p. 156) l'histoire bien curieuse et instructive d'une fillette de 6 ans et demi, que l'on ne put que graduellement déshabituer de sa canule. On commença par enfoncer celle-ci simplement à l'entrée de la plaie, de telle façon qu'en réalité elle ne pouvait servir à la respiration, mais l'enfant croyait la sentir en place et cela suffisait pour empêcher tout spasme de se produire. Dans les derniers temps, elle n'était même pas introduite dans la plaie, mais simplement attachée comme un collier autour du cou de l'enfant qui, de cette façon, était sûre de l'avoir en cas de besoin et se montrait, de ce fait, tranquillisée! Pendant une nuit on réintroduisit la canule dans la trachée à la prière de la petite malade. Le lendemain, elle put être définitivement retirée.

à celles de la quinte de toux qui l'a précédée; tel est le spasme glottique qui accompagne et complique souvent les attaques d'asthme tant soit peu intenses; tel est encore celui qu'on observe chez les malheureux hydrophobes, conjointement au spasme pharyngé, quand la vue d'un liquide, d'un objet brillant vient brusquement provoquer un paroxysme de leur hyperexcitabilité bulbaire.

Nous ne nous arrêterons pas davantage à ces exemples de spasme glottique *accessoire*, ayant hâte d'aborder l'étude des faits où le même accident se présente pour ainsi dire *à l'état de pureté*.

Même ainsi réduite, la question reste complexe, car le spasme est susceptible de se montrer sous l'influence de causes extrêmement variées et dans des circonstances fort diverses; aussi une nouvelle division nous paraît-elle indiquée ici et, en raison de la physionomie toute spéciale que présente chez les tout jeunes enfants l'accident qui nous occupe, croyons-nous devoir, à l'exemple des auteurs classiques, consacrer un chapitre à part à l'étude du *spasme glottique infantile*, dit *essentiel*.

CHAPITRE II

SPASME GLOTTIQUE INFANTILE ESSENTIEL

Cette forme clinique est encore désignée sous le nom de *laryngisme striduleux*. Antérieurement, on l'avait dénommé asthme de Kopp, asthme thymique, en souvenir de la théorie surannée de cet auteur, qui attribuait à un état hypertrophique du thymus une influence pathogénique sur la production des accès.

L'affection est propre à la première enfance : elle apparaît le plus ordinairement entre le quatrième mois et la fin de la deuxième année, plus souvent chez les garçons que chez les filles. En Allemagne (travaux de Henoch, de Flesch), on fait jouer un rôle important au rachitisme[1] dans son développement. D'autres auteurs pensent que ce sont là deux effets

1. ELSÄSSER a cherché à expliquer le spasme laryngé chez les enfants rachitiques par la compression éprouvée par la région postérieure du cerveau dans le décubitus dorsal, à la faveur du ramollissement de l'occiput (cranio-tabes).

d'une même cause et que l'origine première de la maladie doit être rapportée à une alimentation défectueuse, entraînant un état morbide des voies digestives et une dénutrition générale, favorable, d'une part, à la production du rachitisme et, d'autre part, au développement d'accidents convulsifs. En somme, ainsi que nous le verrons dans un instant, le spasme glottique infantile paraît n'être qu'une localisation spéciale de l'éclampsie du même âge. Certaines familles atteintes de tare nerveuse y paraissent spécialement prédisposées. Cette prédisposition suffit parfois à elle seule pour engendrer les accidents; dans d'autres cas, ceux-ci se montrent sous l'influence d'une cause occasionnelle psychique (colère, terreur, émotion), ou somatique (dentition, indigestion, vers intestinaux).

N'oublions pas enfin, qu'il est des cas où le spasme glottique infantile est l'expression symptomatique d'une lésion nerveuse qui peut longtemps passer inaperçue; témoin cet enfant d'un an observé par Betz [1] qui succomba à une

1. Analysé par Seifert, *in Centralblatt f. Laryng.*, 7ᵉ année, p. 26.

attaque de spasme laryngé dont on ne reconnut la cause qu'à l'autopsie, en découvrant une demi-luxation atloïdo-occipitale, déterminant une compression bulbaire.

L'accès survient au milieu du sommeil ou à l'état de veille. Dans les deux cas son apparition est d'une brusquerie extrêmement impressionnante. Subitement la respiration s'arrête, la tête se porte en arrière, les yeux se convulsent, la face pâlit, puis se cyanose, les épaules se soulèvent comme pour opérer un mouvement inspiratoire énergique; cependant, la poitrine reste fermée à l'air et ce n'est qu'au bout de plusieurs secondes qui paraissent des minutes, que l'inspiration, anxieusement attendue, se produit enfin, d'abord sous forme d'un sifflement extrêmement aigu, puis se répétant avec des caractères de plus en plus rapprochés de l'état normal. Dans certains cas pourtant, la glotte reste fermée et l'enfant succombe après quelques secondes d'une apnée absolue.

Dans les formes intenses, à la constriction glottique s'adjoignent des manifestations spasmodiques dans d'autres groupes musculaires. La face d'abord immobilisée dans une grimace tonique est agitée de secousses cloniques; on peut de même voir les avant-bras et les mains se fléchir, tandis que les pieds sont fortement étendus et tournés en dedans.

Il peut y avoir des évacuations d'urine ou de matières fécales.

Il est rare que l'enfant en soit quitte avec un seul accès. Le plus ordinairement, les attaques se répètent avec une fréquence très variable et avec une gravité croissante ou décroissante.

Nous ne nous arrêterons pas à la besogne aussi facile qu'artificielle consistant à différencier le spasme glottique infantile des autres états morbides qui pourraient le simuler. L'âge des sujets, les caractères si particuliers des accès, enfin l'intégrité absolue de la respiration, dans leur intervalle, nous paraissent rendre toute confusion impossible.

La nature des accès, une fois bien déterminée, il importera d'en rechercher soigneusement la cause première et de n'admettre un spasme essentiel, de nature réflexe, qu'après une exploration attentive de l'appareil nerveux.

Le médecin est, en effet, à peu près désarmé

en face d'accès à la fois si brusques et si mena-
çants, si tant est même qu'il ait l'occasion d'en
être témoin. Le traitement doit donc être surtout *préventif* et il consistera, d'une part, à rechercher et à modifier ce que l'hygiène et
l'alimentation des enfants peuvent avoir de
défectueux et à soustraire ceux-ci, dans la mesure du possible, à l'influence des causes occasionnelles, dans les cas où les accès paraissent
avoir tendance à se reproduire dans certaines
circonstances pathogéniques spéciales (indigestion, frayeur, colère, etc.).

CHAPITRE III

SPASME GLOTTIQUE DE L'ADULTE

Nous n'avons pas à nous occuper ici des
spasmes accidentels, survenant à l'occasion du
contact de la muqueuse laryngée avec un corps
étranger. Cette défalcation faite, la séméiologie
du spasme laryngé de l'adulte peut se ramener
à trois ordres de faits distincts : le spasme par

lésions récurrentielles, le spasme tabétique, le spasme hystérique.

Remarquons toutefois que, dans ces différentes circonstances, l'accident ne survient pas toujours spontanément et qu'une irritation extérieure (inspiration d'un air froid, pénétration d'une parcelle alimentaire dans le larynx, tentative d'examen des organes gutturaux) joue bien souvent le rôle de cause déterminante.

a. — Spasme glottique dans les lésions récurrentielles.

Le trajet long et compliqué des récurrents, leurs rapports multiples avec les organes du cou (et même du médiastin, pour celui du côté gauche) nous expliquent suffisamment comment de nombreuses lésions de voisinage sont susceptibles d'agir sur eux, tantôt les détruisant plus ou moins complètement, tantôt exerçant simplement sur eux une irritation qui se traduit cliniquement par une exaltation de leur fonction normale.

C'est ainsi que les accidents dont nous nous occupons peuvent être causés par la dilatation anévrysmale de la crosse aortique ou des gros troncs artériels qui s'en détachent, par les tumeurs cancéreuses, ou non, du médiastin et particulièrement de l'œsophage, par les adénopathies de la même région et du cou, par les différentes variétés de goitre et notamment par celles qui s'accompagnent d'une augmentation de la consistance du corps thyroïde.

MM. Gouguenheim et Tissier[1] ont signalé des accidents semblables chez les tuberculeux. Chez ces malades, l'irritation récurrentielle a son point de départ, soit dans des lésions inflammatoires adhésives du sommet du sac pleural gauche, soit dans l'infiltration tuberculeuse de la chaîne des ganglions lymphatiques minutieusement décrits par ces deux auteurs, de chaque côté du conduit laryngo-trachéal, le long du trajet du nerf laryngé inférieur.

Ces diverses lésions peuvent donner lieu à de brusques attaques dyspnéiques dans l'intervalle desquelles le malade n'éprouve aucun symptôme laryngé. Parfois pourtant il existe une paralysie unilatérale se traduisant fonctionnellement par un voile léger de la voix et objec-

1. *Traité de la phtisie laryngée*, p. 104.

tivement par l'immobilité de l'une des cordes vocales, en position cadavérique.

Au point de vue clinique, les accès ne se prêtent pas à une description spéciale. Leur début est généralement brusque, déterminé ou non par une cause occasionnelle. Ils offrent de grandes variétés au point de vue de l'intensité et de la durée. Ils peuvent être mortels. Leur pronostic est évidemment lié à celui de l'affection première dont ils dépendent pathogéniquement.

b. — Spasme laryngé tabétique.

Le bulbe et les nerfs qui s'en détachent sont très communément envahis par les lésions essentiellement diffuses du *tabes dorsal*. Parmi les nerfs bulbaires, le vague-accessoire est un des plus fréquemment atteints par la sclérose et l'atrophie qui en est la conséquence. Ceci nous explique la possibilité de manifestations laryngées au cours de cette affection si variée dans sa symptomatologie.

À part une autopsie négative d'Oppenheim, le bulbe et le vague-accessoire ont invariablement été trouvés lésés dans les autopsies encore peu nombreuses jusqu'ici, qui ont été pratiquées sur des sujets ayant présenté des manifestations laryngées. Les lésions ont été constatées le plus souvent dans le bulbe, au niveau du plancher du quatrième ventricule et au niveau des noyaux d'origine du spinal et du pneumo-gastrique. On a pu en outre les poursuivre le long des racines et du tronc de ces nerfs; mais, tandis que le récurrent s'est montré encore plus souvent envahi que le nerf vague lui-même, jusqu'ici le laryngé supérieur a toujours été trouvé indemne.

Ces lésions donnent lieu à des symptômes variés consistant soit en des paralysies musculaires, soit en des troubles de la coordination des mouvements, soit en des accidents spasmodiques, cliniquement très analogues à ceux que nous avons précédemment décrits. C'est de ces derniers que nous avons exclusivement à nous occuper ici.

Les accidents de cet ordre ont été pour la première fois décrits par Féréol[1], dans une note

1. Sur quelques symptômes viscéraux et en particulier des symptômes laryngo-bronchiques, de l'ataxie locomotrice progressive.

lue à la Société médicale des hôpitaux, en décembre 1868. Depuis, ils ont été tout particulièrement étudiés par Krishaber, Cherchewsky, Lhoste, Fournier, Charcot et Oppenheim. En France, on les désigne généralement sous le nom de *crises laryngées*, par analogie avec les crises gastriques, vésicales, etc., qui constituent, comme on sait, autant de manifestations variées de cette affection essentiellement protéiforme.

L'attaque débute brusquement, le plus souvent sous l'influence d'une cause occasionnelle (examen de la gorge, repas, émotion). Elle est généralement précédée de sensations variées dans le larynx (sensation de corps étranger, de picotement, de strangulation, etc.), puis le spasme glottique se produit, s'opposant complètement, pendant quelques secondes, au passage de l'air, ou ne le laissant filtrer que lentement, en produisant un sifflement aigu et prolongé, en même temps que la menace d'asphyxie s'exprime par la teinte cyanosée du visage et son expression d'épouvante. La crise peut avoir une terminaison mortelle, mais, dans la majorité des cas, le larynx reprend progressivement son fonctionnement normal.

La physionomie clinique de la crise offre
d'ailleurs de nombreuses variétés. Tout d'a-
bord, son intensité peut être fort atténuée et
tout le désordre se borner à quelques quintes
de toux entrecoupées d'inspirations sifflantes.

D'autre part, d'autres symptômes peuvent
s'adjoindre aux précédents : quelques malades
sont pris, au début de l'attaque, d'éternue-
ments répétés, d'autres ont des vomissements,
d'autres des évacuations alvines, involontaires.
Chez quelques malades, l'accès se rapproche
de l'épilepsie : ils éprouvent du vertige et une
obnubilation passagère de l'intelligence. Il
s'agit alors d'une des formes du syndrome
vertige laryngé, dont nous nous sommes
occupé précédemment. Enfin il est digne de
remarque que le trouble, au lieu d'être limité
au larynx, peut porter sur l'appareil respiratoire en général, en sorte que le diaphragme
et les muscles thoraciques cessent de fonc-
tionner. Tel fut le cas du premier malade de
Krishaber chez qui la trachéotomie nécessitée
par la gravité de l'attaque ne détermina qu'un
soulagement imparfait. Il se peut même que le
larynx reste complètement étranger au désordre

respiratoire. Notre ami Babinski ayant eu l'occasion de suivre longuement le malade B... dont nous avons publié l'observation, il y a cinq ans[1], nous a raconté que, dans les derniers temps de sa vie, ce malade avait présenté à plusieurs reprises des attaques singulières, auxquelles il avait eu l'occasion d'assister et que caractérisait une véritable pause des muscles thoraciques, sans que le larynx parût prendre aucune part à ce trouble de la respiration.

La fréquence des crises laryngées est fort variable : dans l'une des observations de Féréol, elles se répétaient jusqu'à cinquante fois en vingt-quatre heures.

D'une façon générale, on peut considérer cet accident comme un symptôme de début dans l'évolution du tabes. A ce point de vue, les crises laryngées méritent de figurer à côté des accidents oculaires et, comme eux, elles peuvent constituer la première manifestation de la maladie bulbo-spinale. La première attaque

1. Luc, *Parésie des dilatateurs glottiques ayant permis de diagnostiquer un début de tabes dorsal.* (*France médicale*, 1887, p. 164, t. I.)

peut être d'emblée violente; le plus souvent pourtant l'intensité croît au fur et à mesure que les crises se répètent.

La persistance de ces accidents est elle-même éminemment variable : chez certains malades, ils se reproduisent jusqu'à la fin de la vie; chez d'autres au contraire, ils ne se montrent que pendant quelques jours et disparaissent définitivement.

Dans la majorité des cas, les crises laryngées coexistent avec des paralysies musculaires du même organe ou bien elles en précèdent l'apparition. Il est rare en effet qu'un malade qui a présenté des attaques spasmodiques intenses n'offre pas, à un certain moment, les manifestations paralytiques dont nous aurons à nous occuper plus loin. Pourtant les deux ordres d'accidents peuvent être indépendants l'un de l'autre et l'on connaît aujourd'hui un certain nombre de faits dans lesquels les crises laryngées n'ont pas été suivies de paralysies, et d'autres où, réciproquement, la respiration n'a été compromise que par la paralysie des dilatateurs, sans intervention d'aucun élément spasmodique.

c. — Spasme laryngé hystérique.

Les phénomènes spasmodiques, dans le domaine du nerf vague, constituent une des manifestations les plus fréquemment observées chez les hystériques. Les sensations de boule, de strangulation, l'œsophagisme, la toux sans lésions, en sont autant d'exemples. Le spasme glottique n'est pas moins fréquemment observé chez les mêmes malades. Ce symptôme peut figurer au début de la grande ou de la petite attaque. On voit alors la malade, en même temps qu'elle accuse à la gorge une sensation de strangulation, de corps étranger, porter les mains à son cou, comme pour se débarrasser de l'obstacle qu'elle éprouve à respirer librement, et ce même obstacle se traduit par quelques respirations sifflantes, entrecoupées de sanglots; puis surviennent dans le tronc et les membres les phénomènes convulsifs caractéristiques de l'attaque confirmée. Mais, au lieu de se montrer comme perdu au milieu d'autres manifestations nerveuses multiples, le spasme laryngé peut survenir isolément et c'est en général chez les grandes hystériques qu'on l'observe avec la plus haute intensité. Il peut en effet déterminer un véritable état d'apnée se prolongeant pendant plusieurs secondes et créant une telle menace d'asphyxie que l'on se trouve parfois contraint de pratiquer la trachéotomie avec toute la diligence possible. Le plus souvent, heureusement, tout se borne à une série d'inspirations sifflantes ne donnant pas à l'observateur l'impression d'un danger véritable. Certaines malades paraissent tout particulièrement prédisposées à ce genre d'accidents qui se répètent chez elles avec une ténacité désespérante, à l'occasion de la moindre émotion et parfois sans aucune circonstance déterminante appréciable.

d. — Spasme glottique dû à d'autres causes.

Indépendamment des conditions pathogéniques que nous venons d'énumérer, le spasme glottique peut encore, bien qu'exceptionnellement, se montrer en clinique sous d'autres influences.

Löri[1] étant parvenu à pratiquer l'examen du

1. ED. LÖRI. *Die durch anderweitige Erkrankungen beding-*

larynx pendant l'attaque épileptique, en s'aidant d'un fort bâillon, a pu constater un état d'occlusion des lèvres de la glotte.

Le même auteur[1] a vu une méningite simple débuter cliniquement par le même accident.

Le spasme glottique peut encore survenir par un mécanisme réflexe, sous l'influence d'une excitation agissant sur des organes plus ou moins éloignés du larynx. Zoia[2] l'a observé à la suite d'une commotion abdominale. Plus fréquemment ce réflexe a son point de départ dans la cavité naso-pharyngienne. Tels sont les faits de Sommerbrodt[3], d'Hofmann[4], de Heryng[5], de Ruault[6], qui établissent la coïncidence d'attaques de sténose laryngée spasmodique, avec certaines lésions nasales (polypes, hypertrophie de la muqueuse des cornets) et la possibilité de mettre un terme aux premières en supprimant opératoirement les secondes.

ten Veränderungen des Rachens, des Kehlkopfs, etc. Stuttgart, 1885.

1. *Ibid.*
2. *Centralblatt für Laryngol.*, septembre 1891, p. 162.
3. *Berl. klin. Wochenschr.*, 1884, n° 10.
4. *Monatsschr. f. Ohrenheilk.*, 1885, n° 7.
5. *Soc. franç. de laryng.*, t. III, fasc. 1.
6. *Archives de laryng.*, 15 novembre 1888.

Notre collègue Coupart[1] a, de son côté, appelé l'attention sur la fréquence des végétations adénoïdes chez les enfants sujets à des attaques de faux croup et il a montré que l'ablation de ces néoplasmes avait presque toujours pour conséquence la disparition définitive des attaques de dyspnée nocturne.

CHAPITRE IV

SÉMÉIOLOGIE GÉNÉRALE
DES SPASMES GLOTTIQUES RESPIRATOIRES

(Diagnostic de la cause, pronostic, indications thérapeutiques.)

Nous venons de voir, qu'autant la physionomie clinique du spasme glottique est, à peu de chose près, uniforme, autant sont variées ses conditions pathogéniques. L'étude symptomatique de l'attaque elle-même ne saurait donc aucunement nous renseigner sur sa signification clinique; ce n'est qu'à la suite d'une

______

1. Les tumeurs adénoïdes du pharynx et les laryngites striduleuses. — In *Rev. gén. de clin. et de thérap.*, 1887.

exploration minutieuse des divers organes dont les lésions peuvent provoquer l'accident en question et à la suite d'un examen du système nerveux et de la constitution du sujet, que le problème pathogénique pourra être résolu.

La considération de l'âge du malade est de la plus haute importance et s'impose avant toute autre, la signification de l'attaque étant toute différente suivant qu'elle se montre chez un jeune enfant, chez un adolescent, ou chez un adulte.

Dans les premières années de la vie, le spasme glottique est en effet presque toujours essentiel : il est l'effet d'un état morbide du système nerveux souvent préparé par l'hérédité et réalisé par de mauvaises conditions d'hygiène et notamment de l'alimentation. C'est donc sur ces différents points que devra être dirigée l'investigation médicale, sans que toutefois l'on perde de vue, que, même à cet âge, le spasme laryngé peut être, si exceptionnellement que ce soit, la conséquence de lésions matérielles agissant sur les centres ou les troncs nerveux.

Cette recherche de la lésion matérielle est

tellement importante chez l'adulte qu'elle doit précéder toute autre investigation et, parmi les moyens à employer, en suivant cette piste, l'examen laryngoscopique nous semble devoir être le premier en date. En effet la découverte d'une lésion intra-laryngée tranche d'emblée la question, tandis que la constatation d'une corde vocale immobile, sans altération des tissus laryngiens, constitue une forte présomption en faveur d'une lésion des centres nerveux ou des nerfs laryngés. Rappelons ici que la constatation de lésions laryngées tuberculeuses n'exclut aucunement la participation des organes nerveux à la production de la dyspnée, la compression exercée par des ganglions caséeux sur les récurrents pouvant occasionner chez ces malades de brusques attaques dyspnéiques.

Dans la recherche d'une lésion matérielle agissant sur les cordons nerveux, l'investigation portera sur la région cervicale (corps thyroïde, ganglions, œsophage) et, si cet examen est négatif, sur le médiastin et notamment sur la crosse aorte et les gros troncs artériels qui s'en détachent. Cette dernière recherche est bien souvent négative; mais, si elle ne permet pas alors d'affirmer la lésion en question, elle n'autorise pas non plus à la rejeter, surtout après que l'examen laryngoscopique a montré l'une des cordes vocales en position cadavérique Si, au lieu d'une semblable paralysie unilatérale, le miroir laryngé a révélé une paralysie des dilatateurs et que l'exploration cervico-médiastine ait été négative, l'attention devra être éveillée vers l'hypothèse d'une lésion bulbaire et tout particulièrement du *tabes dorsalis*. En l'absence d'autres manifestations coexistantes de la même maladie, telles que paralysies oculaires, crises gastriques..., on rechercherait soigneusement la suppression ou la diminution du réflexe rotulien et l'on ne manquerait pas de s'enquérir de l'existence d'accidents syphilitiques dans les antécédents du sujet. On n'oublierait pas d'autre part que les crises laryngées peuvent être la première manifestation de la maladie bulbo-spinale.

Ce n'est donc bien souvent qu'après une observation prolongée du cas, que l'on sera autorisé à rejeter l'hypothèse d'une lésion matérielle des centres ou des cordons nerveux et à admettre un simple trouble fonctionnel.

Le diagnostic pathogénique ne présente généralement pas de difficultés quand les crises de spasme glottique coïncident ou alternent avec des manifestations nettement hystériformes.

En l'absence de toute manifestation de la névrose en question, on sera amené par exclusion à l'hypothèse d'un simple phénomène réflexe dont l'exploration des divers organes et tout particulièrement du conduit naso-pharyngien fournira parfois l'explication.

Toute attaque de spasme glottique, quelle qu'en soit la cause, constitue une menace de mort par asphyxie.

Malheureusement la brusquerie de la crise fait que le médecin ne peut généralement pas être mandé à temps pour pouvoir parer à un danger pressant.

Dans les formes légères, ou de moyenne intensité, on pourra d'abord tenter de recourir aux révulsifs et notamment aux applications d'eau très chaude au-devant du cou. Les inhalations d'éther, de chloroforme amènent quelquefois une détente rapide du spasme.

Quand l'asphyxie est menaçante, il peut être indiqué de pratiquer l'intubation ou la trachéotomie; aussi est-il prudent de tenir les instruments tout prêts pour ces opérations, quand des crises antérieures de plus en plus graves font craindre une attaque mortelle.

La difficulté de parer au danger, en temps opportun, explique toute l'importance du traitement préventif.

Quand le spasme est le résultat d'une lésion matérielle (tumeur comprimant un récurrent, lésion nasale) susceptible d'être supprimée par une intervention opératoire, l'opération en question constituera évidemment le seul mode rationnel de traitement.

Dans les cas où les accidents relèvent du tabes, leur pronostic est malheureusement lié à celui de cette affection. Pourtant, si les crises laryngées représentent une manifestation initiale de la maladie, et que l'on relève chez le malade quelque indice d'une syphilis antérieure, on aura le devoir d'instituer une médication spécifique énergique, dans l'espoir d'enrayer la marche de l'affection.

Si toute tentative d'une guérison radicale se

montre vaine, il reste à instituer un traitement palliatif tendant à diminuer l'hyperexcitabilité réflexe du bulbe et à rendre les accès dypsnéiques plus rares et moins violents. Cette indication peut être remplie au moyen des anti-spasmodiques (morphine, codéine, bromure de potassium) administrés à l'intérieur, ou, d'une façon plus efficace, par des applications calmantes locales.

Le chlorhydrate de cocaïne est, sous ce rapport, d'une remarquable efficacité. De simples badigeonnages pharyngés avec une solution de ce sel au 10ᵉ ou au 20ᵉ donnent déjà de bons résultats, mais on en obtient de bien meilleurs effets encore en faisant pénétrer quelques gouttes de cette solution dans la cavité laryngée, à l'aide du miroir, au moyen d'une seringue à canule recourbée, ou en insufflant une petite quantité du même sel mélangé à une poudre inerte quelconque.

Le seul inconvénient de ce mode de traitement c'est que, ses effets étant transitoires, on est obligé d'en renouveler fréquemment l'application.

CHAPITRE V

SPASMES LARYNGÉS PHONATOIRES

Les spasmes laryngés de ce second groupe se distinguent des précédents [1] par deux caractères essentiels que nous tenons à mettre immédiatement en relief : 1° leur brièveté qui exclut toute menace d'asphyxie; 2° la production d'un son vocal. Nous avons en outre à distinguer deux types distincts, suivant que le spasme se produit pendant l'inspiration ou l'expiration.

a. — **Type inspiratoire.**

Ce type pourrait être aussi bien dénommé type *singultueux*, car ses caractères rappellent

---

[1] Le cri initial de l'attaque d'épilepsie et les cris étranglés que font entendre certaines hystériques pendant leurs grandes attaques, nous paraissent représenter une forme mixte entre les deux types de spasme laryngé que nous avons cherché à distinguer; il y a effectivement ici coexistence d'un son vocal avec une certaine gêne de la respiration.

étonnamment ceux du hoquet ou du sanglot,
deux phénomènes qui sont en somme le résultat d'une brusque contraction du diaphragme
coïncidant avec l'adduction phonatoire des cordes vocales. Or, ces mêmes phénomènes qui,
dans la grande majorité des cas, représentent
de véritables actes physiologiques, prennent
chez certains sujets, du fait de leur ténacité
et parfois de leur coïncidence avec d'autres
troubles nerveux, mais surtout en raison de
leur apparition en dehors des conditions normales de leur production, le caractère de
phénomènes morbides. Tel est le hoquet hystérique. Chez d'autres malades le bruit pathologique ne rappelle que de loin le hoquet ou le
sanglot; il devient un bruit *sui generis*, plus ou
moins aigu, d'un timbre plus ou moins pur et
se prêtant à toute espèce de comparaison, rappelant, suivant les cas, l'aboiement du chien
ou du phoque [1], ou encore le chant du coq [2].

Ces phénomènes ne sont pas rares chez les
hystériques des deux sexes. Ils se montrent

1. John O. Roe, *loc. cit.* Observ. IV.
2. Lac de Bosredon, *Journ. de méd. de Bordeaux*, 1857,
2e série, p. 208.

alors avec la brusquerie d'apparition commune
à la plupart des manifestations de cette névrose, persistent un temps variable, sans que
les malades paraissent en éprouver de la gêne
ou de la confusion, puis disparaissent un beau
jour, comme ils étaient venus. Dans les agglo-
mérations hospitalières de femmes hystériques,
il n'est pas rare d'assister à une sorte de conta-
gion, par imitation, des accidents de cet ordre,
et de voir se développer des épidémies d'aboiement dont l'isolement de chaque malade paraît
être le plus prompt remède[1].

En dehors de l'hystérie, le même phénomène
peut s'observer chez une catégorie complètement distincte de malades, en revêtant alors
les caractères spéciaux du *tic convulsif*.

On sait que l'on désigne, sous ce terme, depuis les travaux de l'école de la Salpêtrière, un
désordre particulier de la motilité, indice habi-

1. Dans cette catégorie de faits paraissent rentrer les
aboyeuses délirantes observées au xv⁰ siècle par Wiesus, parmi les religieuses fanatiques du couvent de Sainte-Brigitte,
puis, plus tard, en 1613 dans une commune voisine de Dax.
Les *enfants miaulants* de l'asile des orphelins d'Amsterdam
représentent évidemment une variante du même phénomène
(John O. Roe de Rochester N. Y., *On laryngeal Chorea*,
9⁰ congrès international tenu à Washington, 1887).

tuel d'une tare névropathique, apparaissant dès
l'enfance, pour persister trop souvent pendant
toute l'existence et consistant en un mouvement conscient mais involontaire, rappelant de
plus ou moins loin certains mouvements ou
actes de la vie ordinaire.

Le trouble laryngé que nous visons ici ré-
pond à cette définition : on l'observe, soit isolé,
soit associé à des mouvements toujours les
mêmes de la face ou d'autres parties du corps.

De même que le tic d'un membre, loin de
contrarier les mouvements réguliers et voulus
de ce dernier, disparaît généralement comme
pour se prêter à leur libre accomplissement, de
même il est ordinaire de constater la disparition momentanée du tic phonatoire, au moment
où le malade parle.

A l'instar des tics des autres régions, celui-ci
cesse de se produire pendant le sommeil. En
revanche, sa fréquence s'accroît sous l'influence
d'une émotion et d'excitations diverses.

Bien qu'il s'agisse là d'un acte involontaire,
le malade peut cependant, dans certaines circonstances, par crainte du ridicule par exemple,
en suspendre la répétition, pendant un temps

limité ; mais il éprouve aussitôt après le besoin de *prendre sa revanche* de la privation forcée qu'il vient de s'imposer, et on le voit alors s'abandonner pour quelque temps à son tic avec une sorte de frénésie.

Ainsi que nous l'avons dit plus haut, le tic laryngé comme celui des autres parties du corps doit être considéré comme une affection extrèmement tenace et même, dans la grande majorité des cas, tout à fait incurable. A l'inverse des hystériques, les malades de cette catégorie éprouvent souvent de leur grotesque infirmité un véritable chagrin qui peut les conduire à s'isoler de la société et contribuer à exagérer le nervosisme et la tendance à la mélancolie qui, même en dehors de cette circonstance particulière, accompagnent fréquemment les manifestations de cet ordre.

b. — Type expiratoire.

Tout ce que nous venons de dire du tic laryngé à type inspiratoire, au point de vue des conditions étiologiques, de la coïncidence possible avec un tic de la face ou d'autres régions et avec un état mental souvent morbide, au point de vue enfin de l'incurabilité, s'applique également au tic phonatoire, expiratoire. Seul, le mécanisme du son produit est changé. Ici, nous aurons, suivant les cas, la secousse de toux, *hem!* caractéristique de la pharyngite granuleuse, un cri aigu, un grognement sourd, ou enfin un aboiement qui, au lieu d'être inspiratoire comme précédemment, se produira pendant l'expiration.

Devrons-nous ranger encore dans le même cadre les malades dont le tic consiste à proférer une exclamation toujours la même, un mot obscène ou ordurier (coprolalie de Gilles de la Tourette)? Ici, le désordre nous paraît être moins laryngé que *psychique* et il nous semble, qu'entre ces derniers faits et ceux que nous avons précédemment décrits, il y a lieu d'établir la même distinction qu'entre l'aphonie et le mutisme hystérique.

On remarquera que nous nous sommes rigoureusement abstenu jusqu'ici de faire figurer la toux et même la toux sans lésions des voies respiratoires parmi les diverses variétés de spasme laryngé; c'est que, à notre sens, il s'agit là bien moins d'un acte laryngé que d'une contraction brusque des muscles expirateurs, tendant à chasser les corps étrangers nés dans les voies aériennes (sécrétions pathologiques), ou introduits accidentellement du dehors. Il se produit bien simultanément une adduction des cordes vocales qui contribue à donner au phénomène sa sonorité spéciale, mais cet acte additionnel n'est aucunement indispensable à sa production : nous n'en voulons pour preuve que la toux des trachéotomisés.

Nous n'avons donc eu à signaler jusqu'ici que la toux qui est la conséquence de l'hyperesthésie de la muqueuse laryngée et celle qui accompagne et complique certains spasmes respiratoires (crises laryngées tabétiques, etc.).

Il est pourtant une variété de toux dont la description nous paraît trouver naturellement sa place à la fin de ce chapitre; c'est celle qui se montre chez certains individus avec tous les caractères que nous avons assignés aux tics laryngés et aussi la toux hystérique si bien décrite par Lasègue[1] à qui nous empruntons la plupart des détails qui suivent.

1. *Études médicales.* t. II. p. 4.

Bien entendu il s'agit ici d'une toux *sine materiâ*, dont l'examen du larynx et l'auscultation de la poitrine ne fournissent nullement l'explication. D'un autre côté, elle ne présente aucune violence, ni aucune menace asphyxiante. Elle est marquée par une seule secousse, ou deux ou trois au plus, revenant régulièrement à chaque expiration et pouvant se reproduire d'une façon presque ininterrompue, pendant des journées entières. Les secousses de toux pourront être plus rares, ne se répéter, par exemple, que toutes les trois ou quatre expirations, mais cela ne diminue en rien la ténacité de la maladie qui défie tous les narcotiques et les anti-spasmodiques qu'on cherche à lui opposer. En revanche, le spasme cesse complètement pendant le sommeil, mais il reparaît de plus belle, au réveil, jusqu'au jour où, sans rime ni raison, il se calme progressivement ou disparaît brusquement comme par enchantement.

Roe de Rochester N.-Y. [1], qui a eu l'occasion d'examiner au laryngoscope, dans l'intervalle de leurs accès, un certain nombre d'hystéri-

______

1. *Loc. citat.*

ques des deux sexes affectés de diverses formes de spasme laryngé phonatoire, a vu plusieurs fois les cordes vocales animées de brusques frémissements dont l'amplitude allait en augmentant jusqu'au moment où éclatait le spasme suivant. Cet auteur se fonde sur sa constatation pour décrire le phénomène en question sous le nom de *chorée laryngienne*. Cette dénomination ne nous paraît nullement justifiée et ne peut que donner lieu à de regrettables confusions. Tout au plus pourrait-on assimiler les troubles laryngés en question aux mouvements de la chorée rythmique, hystérique, dans le cas où il y a coexistence de deux phénomènes ; mais ce cas n'était précisément pas celui des malades observés par Roe.

DEUXIÈME PARTIE

HYPOKINÉSIES LARYNGÉES

CHAPITRE PREMIER

CONSIDÉRATIONS PRÉLIMINAIRES

Au point de vue de l'anatomie générale et de la physiologie névro-musculaire, dans les muscles laryngés comme dans tous les autres muscles volontaires, chaque élément contractile est le prolongement, par l'intermédiaire d'un cylindre-axe névro-moteur, d'une des grosses cellules motrices de la moelle (du bulbe, dans le cas particulier). Cette grosse cellule est le centre trophique de l'élément contractile, le centre de ses mouvements réflexes ; elle est elle-même reliée par une fibre nerveuse conductrice à une grosse cellule de cette partie de l'écorce grise qu'on appelle la zone psycho-motrice. De cette dernière partent les incitations volontaires. Toute destruction, quelle qu'en soit la cause, du centre psycho-moteur cortical, ou, ce qui revient au même, toute interruption des fibres qui relient ce centre aux cellules motrices bulbo-médullaires amène la perte des mouvements volontaires du muscle correspondant, à moins toutefois que ce muscle ne se contracte toujours synergiquement avec le muscle symétrique du côté opposé (c'est le cas des muscles des yeux, du thorax, du larynx); l'incitation au mouvement partie du seul centre cortical conservé peut alors suffire, en partie du moins, aux muscles des deux côtés. La perte des mouvements volontaires du muscle est d'ailleurs la conséquence obligée d'une double destruction des centres corticaux ou d'une double interruption de leurs commissures avec la moelle. Mais cette perte des mouvements volontaires laisse intactes à la fois la nutrition du muscle, sa contractilité réflexe et sa contractilité électrique.

Il en va tout autrement dans le cas de destruction des cellules motrices de l'axe bulbomédullaire ou dans le cas d'interruption des fibres motrices qui relient ces cellules nerveuses aux éléments contractiles du muscle. On observe alors à la fois la perte des mouvements volontaires, la perte des mouvements réflexes ou instinctifs, la perte de la contractilité électrique et l'atrophie du muscle. Il n'y a plus alors de synergie possible des muscles des deux côtés, si l'action de *l'un* des centres bulbo-médullaires, ou surtout des fibres conductrices *d'un côté*, est supprimée, et les signes de paralysie unilatérale sont aussi accentués, aussi complets que possible.

Tout ce qui précède s'applique aux muscles volontaires en général. Les muscles laryngés présentent des particularités qu'il convient de mettre en relief. Au point de vue anatomique, c'est leur exiguïté, leur situation profonde, la difficulté qu'on éprouve sur le vivant, même armé du miroir, à *voir* les contractions de certains d'entre eux, à juger de leur atrophie, la difficulté plus grande encore qu'on éprouve à les soumettre à l'exploration électrique, même sans tenir compte de la gravité des états morbides (apoplexie, hémiplégie, etc.), où cette recherche serait le plus nécessaire. Au point de vue physiologique, c'est la synergie complète, constante des muscles laryngés des deux côtés, c'est l'importance capitale de leurs mouvements instinctifs comparée à celle de leurs mouvements volontaires, c'est leur participation à la double fonction (respiration, phonation) dévolue à l'appareil glottique.

Toutes ces raisons expliquent comment le chapitre des paralysies laryngées, tout en bénéficiant grandement du progrès de nos connaissances sur les paralysies en général, est loin cependant d'être un chapitre achevé, fermé.

Ces récents progrès, bons à rappeler ici, peuvent être groupés sous plusieurs chefs :

1° Depuis la découverte de la zone psycho-motrice de l'écorce, une nouvelle catégorie de paralysies est reconnue : les paralysies corticales.

2° L'anatomie normale et pathologique du bulbe devenant plus précise, les paralysies bulbaires sont mieux étudiées.

3° Après que l'axe cérébro-spinal semble avoir accaparé toute l'attention des observateurs, survient une nouvelle période inaugurée par Duménil de Rouen, au cours de laquelle les lésions des nerfs périphériques, les *névrites*, prennent de plus en plus d'importance et expliquent les nombreux cas de paralysie survenant au cours des infections aiguës ou chroniques, ou des intoxications.

4° A côté de ces paralysies dont les lésions sont décelées, il en est d'autres où il n'y a pas de lésion et qui sont non seulement bien étudiées, mais provoquées et supprimées par la suggestion : les paralysies hystériques.

5° Enfin, alors que l'atrophie progressive d'un muscle était considérée comme dépendant toujours d'une altération du centre trophique de ce muscle, ou d'une interruption de ses relations avec ce centre, alors qu'*atrophie musculaire progressive* était devenue synonyme d'altération des cellules motrices de la moelle, les travaux de Eulenburg, Cohnheim, Charcot, Erb, Déjerine et Landouzy sont venus permettre de distinguer, à côté de l'atrophie musculaire d'origine myélopathique (type Aran-Duchenne), une autre espèce d'atrophie musculaire, sans lésions nerveuses : *l'atrophie musculaire myopathique*.

Chacun de ces progrès trouve son application

aux paralysies laryngées qu'on peut étudier dans l'ordre suivant que nous avons adopté, en nous souvenant qu'en pathologie nerveuse c'est le siège anatomique, bien plus que la nature des lésions, qui commande les symptômes :

1° Paralysies laryngées par lésions des troncs nerveux, lésions se subdivisant en localisées (compression, section traumatique) et lésions diffuses (diverses variétés de névrites);

2° Paralysies par altérations bulbaires;

3° Paralysies par lésions encéphaliques;

4° Paralysies hystériques;

5° Un dernier chapitre sera consacré à l'étude des amyotrophies laryngées.

Plusieurs de ces chapitres, notamment le troisième et le dernier, ont un caractère provisoire que nous ne cherchons pas à nous dissimuler. Les paralysies laryngées d'origine corticale sont encore hypothétiques. Nous pouvons en dire autant des névrites motrices du larynx, rhumatismales, ou *a frigore*. Enfin notre description des amyotrophies laryngées ne saurait être qu'une ébauche fort incomplète, réclamant des constatations anatomo-pathologiques précises et un perfectionnement de nos moyens d'investigation électrique, intra-laryngée. Nous avons cru cependant pouvoir, dès maintenant, ouvrir ces chapitres d'attente, comptant que l'application à la pathologie laryngée des recherches appliquées avec tant de succès aux autres districts du système musculaire ne tarderait pas à venir les compléter.

Avant d'aborder l'étude clinique de ces paralysies, nous allons décrire sommairement les images laryngoscopiques correspondant à leurs principales variétés. Si schématique qu'elle soit, cette séméiologie laryngoscospique aura pour avantage de faciliter au lecteur la compréhension de ce qui doit suivre.

CHAPITRE II

SÉMÉIOLOGIE LARYNGOSCOPIQUE
DES PARALYSIES LARYNGÉES

Examinée au moyen du miroir, dans l'état de respiration tranquille, la glotte fournit une image dont la figure I donne une représentation schématique.

Par suite du tonus abducteur dont nous avons parlé précédemment, les cordes vocales sont distantes, l'une de l'autre, d'un intervalle double au moins de celui qui les sépare après la mort. Cet intervalle augmente en outre légèrement à chaque inspiration, si celle-ci est modérée; il

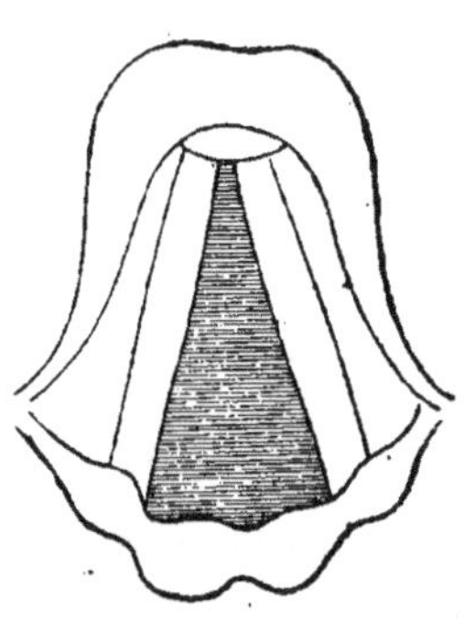

FIG. I.

augmente considérablement, si elle est forcée, au point que les cordes s'adossent presque, dans certains cas, aux parois latérales du larynx (fig. II).

Si le malade est sollicité à émettre le son É, on voit les deux moitiés du larynx se rappro-

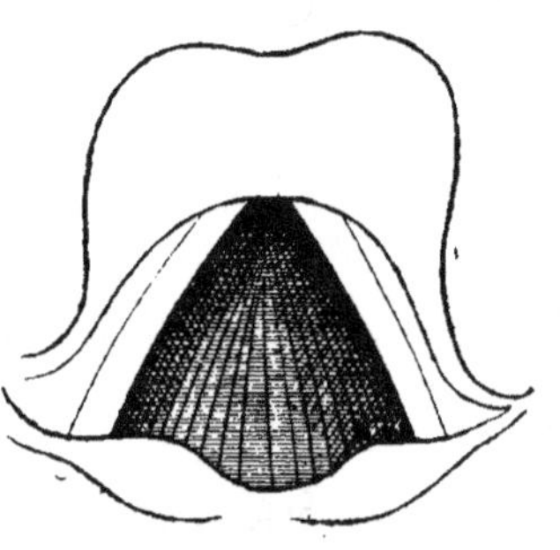

FIG. II.

cher, tout en restant parfaitement symétriques, et les cordes vocales se juxtaposer exactement, suivant leur bord libre (fig. III).

Nous avons donc trois images principales, correspondant à trois états différents de la fonction normale du larynx : respiration tranquille, inspiration forcée, phonation.

Ces aspects sont diversement modifiés par les différentes variétés de paralysies laryngées.

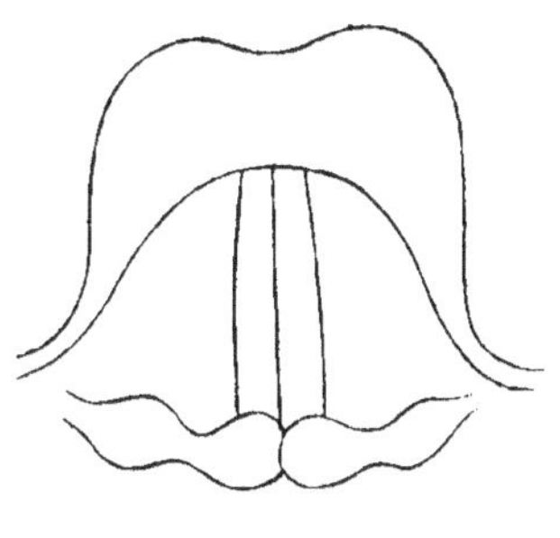

FIG. III.

que l'inertie frappe un seul muscle ou, ce qui est plus fréquent, tout un groupe, et il va sans dire que l'image ainsi réalisée sera symétrique ou asymétrique, suivant que la paralysie sera bilatérale ou limitée à une moitié de l'organe.

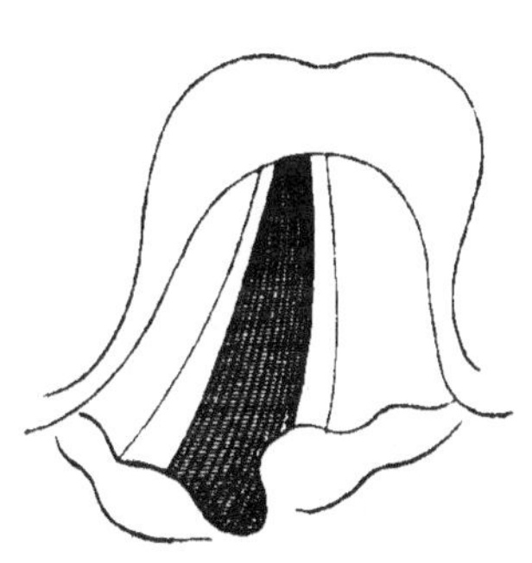

FIG. IV.

De là un certain nombre de schémas plus ou moins souvent réalisés par la clinique.

Le type le plus fréquemment observé est assurément le type récurrentiel unilatéral (fig. IV), résultant de la paralysie en masse de tous les muscles innervés par le récurrent d'un côté.

La figure IV représente cette paralysie limitée au côté gauche, pendant l'inspiration. On voit que la corde paralysée est bien plus rapprochée de la ligne médiane que dans la respiration normale tranquille (fig. I). On remarque, en outre, la concavité du bord libre de la corde, résultant de son défaut de tension et l'asymétrie des deux moitiés de l'organe.

Le schéma V représente le même état pathologique pendant la phonation. La corde vocale droite, saine,

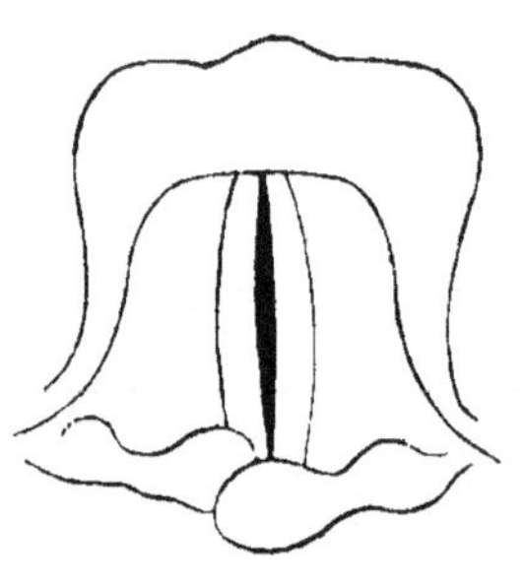

FIG. V.

qui, précédemment, se plaçait seule en abduction respiratoire, se place maintenant seule en adduction phonatoire. Elle dépasse même la ligne médiane, pour venir se mettre au contact de sa congénère inerte, et son aryténoïde chevauche au-devant de l'autre.

Dans le schéma VI, nous avons l'image d'une paralysie récurrentielle double.

On voit qu'ici la largeur glottique, immuable, que le malade fasse des efforts de phonation ou de respiration, est inférieure notablement à celle du type respiratoire tranquille normal (fig. I).

Le schéma VII nous donne l'image de la paralysie des deux abducteurs en inspiration modérée, et le schéma VIII nous donne la même

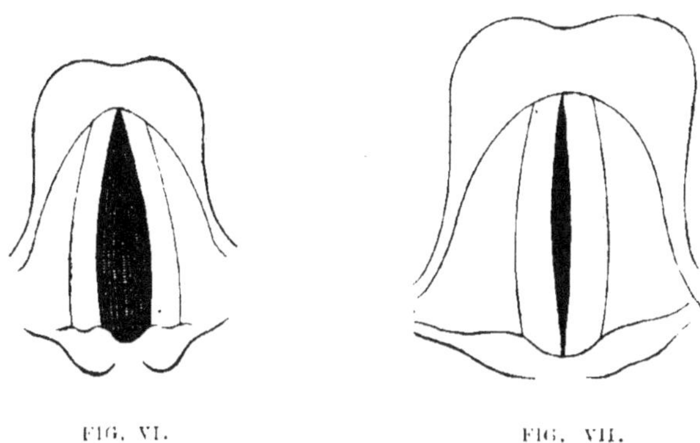

FIG. VI.   FIG. VII.

image pendant l'expiration. On voit que les aryténoïdes, modérément écartés dans ce dernier cas, se rapprochent complétement dans le premier. Cela tient à ce que, dans les conditions normales, la totalité des muscles se contracte synergiquement dans tous les actes laryngés. Lors donc que le malade fait un effort inspiratoire, les abducteurs étant paralysés, ce sont les antagonistes seuls qui obéissent à la volonté et qui lui obéissent à rebours. La pression de l'air inspiré n'a qu'une part accessoire à ce rapprochement des cordes vocales, car on observe

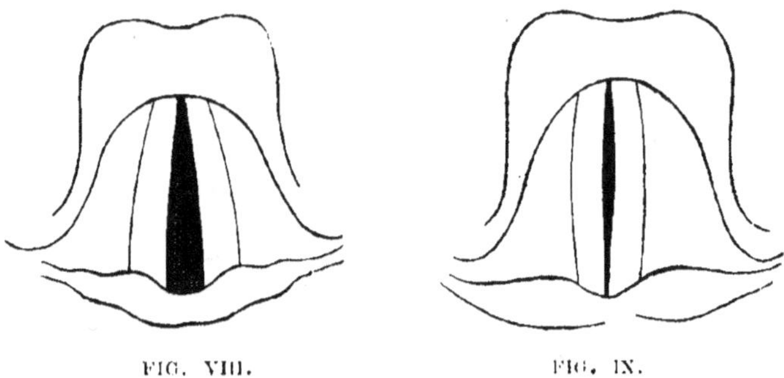

FIG. VIII.   FIG. IX.

aussi bien le phénomène chez les malades trachéotomisés.

Pour les mêmes raisons, on note, dans les

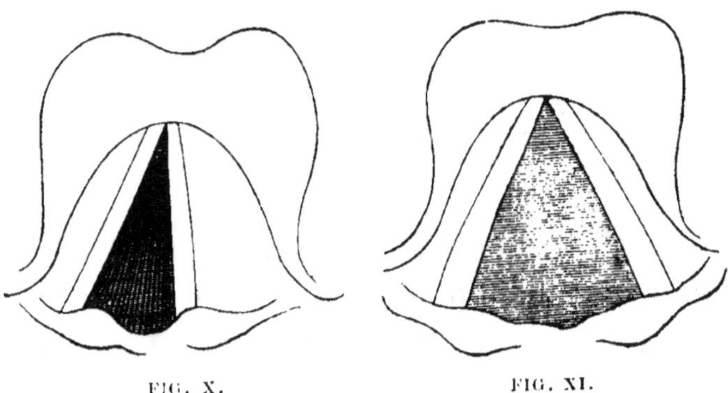

FIG. X.   FIG. XI.

mêmes conditions, que c'est dans les inspirations forcées que la fente glottique se réduit aux plus minimes dimensions (fig. IX).

Dans le schéma X, nous voyons en état d'inspiration forcée un larynx dont l'abducteur gauche est seul paralysé.

Le schéma XI figure une paralysie de tous les adducteurs pendant des efforts de phonation. Il n'y a aucun rapprochement des cordes ni des aryténoïdes, et l'on se croirait en présence d'un larynx en inspiration normale.

Dans le schéma XII nous avons la représen-

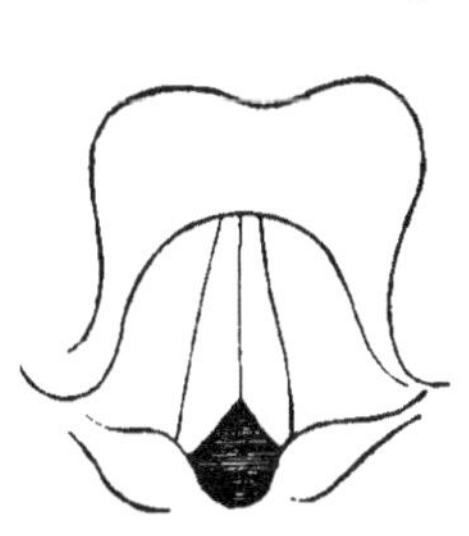

FIG. XII.

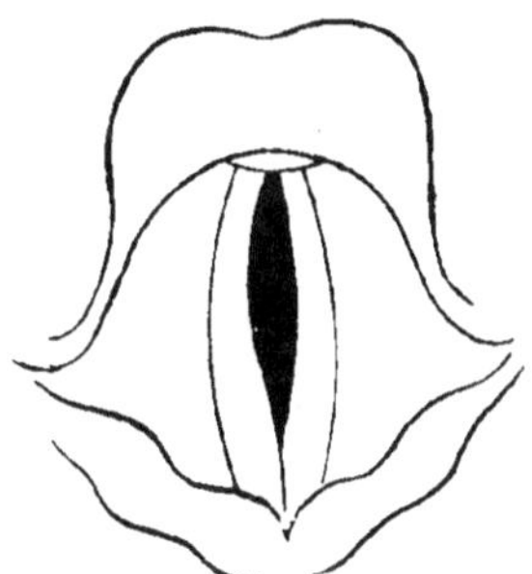

FIG. XIII.

tation d'une paralysie limitée au muscle ary-aryténoïdien pendant la phonation. Les lèvres de la glotte ne se rapprochent ici que dans leur partie antérieure. Les aryténoïdes restent séparés par un intervalle triangulaire.

Dans le schéma XIII, la paralysie est limitée aux deux muscles thyro-aryténoïdiens internes. Le larynx est en phonation. L'occlusion de la glotte n'est réalisée que dans sa portion inter-cartilagineuse. La concavité du bord des cordes vocales donne à la glotte béante une configuration elliptique.

Dans le schéma XIV la paralysie porte sur les muscles thyro-aryténoïdiens et crico-aryténoïdiens latéraux. L'intervalle elliptique béant s'étend à toute la longueur de la glotte, sauf à

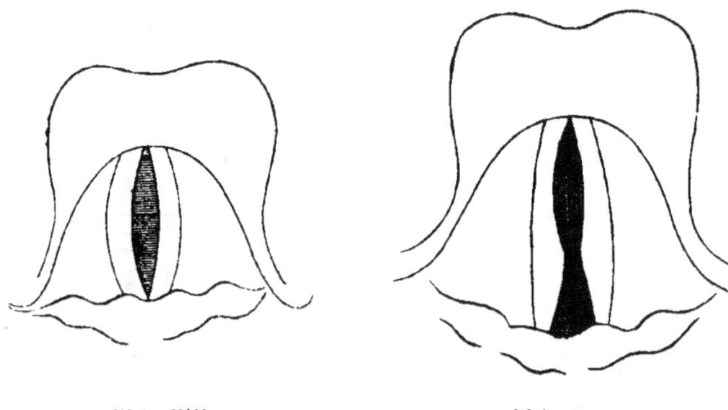

sa partie tout à fait postérieure qui reste fermée (pendant la phonation bien entendue) par le muscle ary-aryténoïdien.

Dans le schéma XV nous avons simultanément une paralysie du thyro-aryténoïdien interne et de l'ary-aryténoïdien. Il y a ici addition des signes propres à la paralysie de chacun de ces deux muscles (fig. XII et XIII). Les lèvres de la glotte, pendant la phonation, ne se tou-

chent qu'au niveau de l'apophyse vocale. Il en
résulte une sorte de détroit séparant l'intervalle elliptique antérieur de l'intervalle triangulaire postérieur.

On remarquera que nous n'avons pas cherché à figurer isolément la paralysie du crico-
aryténoïdien latéral, la situation profonde de
ce muscle et ses rapports étroits avec la portion externe du thyro-aryténoïdien rendant sa
paralysie inséparable d'avec celle de ce dernier.

Nous avons réservé pour la fin le muscle
crico-thyroïdien. On a presque autant discuté
sur les signes de la paralysie de ce muscle que
sur son action physiologique.

La plupart des auteurs répètent, à la suite de
Morel Mackensie, que cette paralysie a pour
conséquence objective un aspect flexueux ou
ondulant du bord libre de la corde vocale correspondante, résultant de son défaut de tension
(fig. XVI). En outre, cette corde étant soulevée
passivement par l'air expiré et déprimée par
l'air inspiré, sa surface se montrerait convexe
pendant l'expiration, et concave pendant l'inspiration. Ces caractères se trouvent reproduits

dans une observation de Major que nous rapportons plus loin. De son côté Rudolf Heymann ne les a pas rencontrés chez les deux malades dont il a publié l'observation.

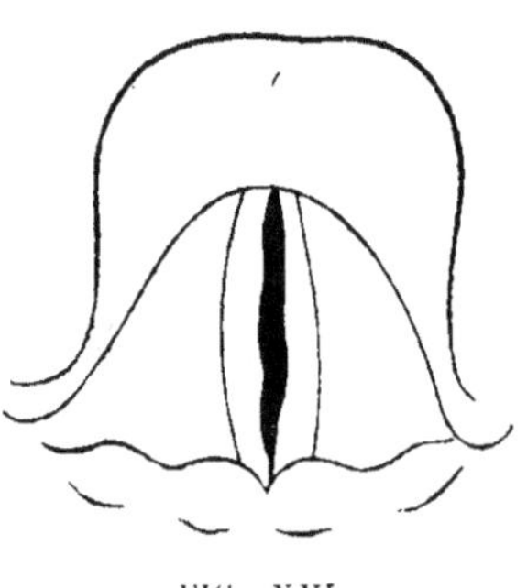

FIG. XVI.

Chez ses malades le défaut de tension des cordes vocales ne s'accusait objectivement que par la concavité du bord libre des cordes vocales[1].

Chez le premier de ses malades qui offrait les signes d'une paralysie des deux crico-thyroïdiens combinée à une parésie de l'aryténoïdien, on observait, pendant la phonation, au-dessous et en avant de la saillie

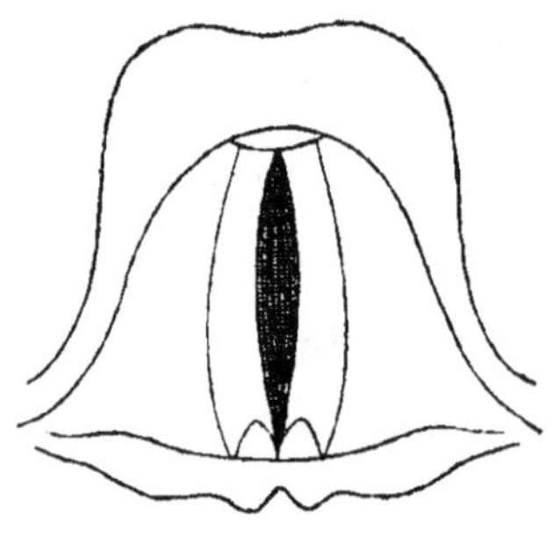

FIG. XVII.

des cartilages de Santorini (fig. XVII) deux autres petites saillies arrondies formées par le

<hr>

1. Rudolf Heymann. *Zwei Fälle von Lähmung des Musculus Crico-Thyreoïdeus. Deutsch. Arch. für klin. Med.* Vol. XLIV, p. 586.

sommet des ténoïdes et masquant les apophyses vocales. Heymann, se basant sur des recherches cadavériques, admet, qu'en pareil cas, le défaut d'action des muscles crico-thyroïdiens a pour conséquence un mouvement de bascule des cartilages aryténoïdes dont les sommets seuls s'inclinent en avant et en dedans, la contraction de l'aryténoïde étant trop faible pour les rapprocher par leurs bases. Ultérieurement la paralysie de l'aryténoïdien ayant augmenté s'accusa plus nettement par l'apparition d'un intervalle triangulaire à la partie postérieure de la glotte et l'on eut l'image correspondant à la figure XV.

CHAPITRE III

PARALYSIES LARYNGÉES PAR LÉSIONS DES TRONCS NERVEUX

ÉTIOLOGIE

Les fibres nerveuses motrices du larynx peuvent être lésées, soit au niveau des nerfs laryngés proprement dits, soit au niveau des troncs nerveux du spinal et du pneumogastrique d'où émanent ces derniers, et, dans ce dernier cas, la symptomatologie variera, suivant le siège précis de la lésion, par rapport au point d'émergence des nerfs laryngés. D'autre part, la lésion n'occupe pas toujours un siège limité, comme lorsqu'il s'agit de la compression produite par une tumeur; elle peut être diffuse et intéresser une longueur variable des divers troncs nerveux que nous venons d'énumérer et coïncider même alors avec des lésions bulbaires également diffuses. Tel est le cas des névrites post-diphtériques et aussi des lésions nerveuses dégénératrices qui accompagnent l'évolution des scléroses bulbo-spinales.

a. — Nerf laryngé supérieur.

Nous rappelons que, par son rameau externe, le nerf laryngé supérieur animant le muscle crico-thyroïdien prend part à l'innervation des muscles laryngés; mais jusqu'ici la paralysie de ce rameau n'est connue que par l'expérimentation sur l'animal. Longet a obtenu, en sectionnant les deux laryngés externes chez le chien, la raucité et l'abaissement de la tonalité de la voix. Celle-ci redevenait normale quand il rapprochait les cartilages thyroïde et cricoïde au moyen d'une pince, et rétablissait ainsi artificiellement la tension des cordes vocales.

La paralysie ainsi artificiellement produite paraît avoir été bien rarement réalisée par la clinique. En dehors des faits de névrite du laryngé supérieur sur lesquels nous aurons à revenir ultérieurement, ce même nerf s'est parfois trouvé intéressé dans des plaies cervicales.

Nous trouvons dans la revue bibliographique américaine, l'*Annual of the universal medical sciences* (1891, vol. IV, F., p. 23), la relation d'un fait publié par Neuman de Budapest concernant un individu qui, dans une tentative de suicide, se sectionna le laryngé supérieur droit.

b. — Nerf laryngé inférieur.

La longueur du trajet de ce nerf et la complexité de ses rapports nous explique amplement la fréquence de ses lésions et l'extrême variété de leurs causes.

Tout d'abord ce nerf peut être accidentellement blessé dans les diverses opérations chirurgicales pratiquées sur le cou (extirpation de goître, ligature de la carotide, extraction de ganglions, œsophagotomie externe, etc.).

Dans la grande majorité des cas, les paralysies récurrentielles sont dues à une compression. La longueur différente des deux nerfs et les rapports différents qu'ils affectent, surtout dans la portion inférieure de leur trajet, nous expliquent comment certaines compressions ne peuvent s'exercer que sur l'un ou l'autre des deux nerfs. Généralement, dans ces conditions, la paralysie est unilatérale et elle s'observe beaucoup plus fréquemment à gauche qu'à droite. Elle est plus rarement bilatérale. Sur 150 faits empruntés à la pratique du Dr Moritz Schmidt, Avellis, a relevé 92 cas de paralysie du côté gauche, 46 du côté droit et 12 seulement de paralysie bilatérale.

Le même auteur fait remarquer que bien souvent la cause de la paralysie ne peut être déterminée pendant la vie. Ainsi, sur les 150 faits en question, l'interprétation pathogénique ne fut possible que 85 fois.

L'homme est beaucoup plus exposé que la femme à cet accident. Dans la statistique d'Avellis, 106 cas se rapportent à des hommes et 44 à des femmes.

Dans une observation de Riegel, le récurrent gauche était comprimé par l'artère pulmonaire considérablement dilatée [1]. Les deux récurrents peuvent être indifféremment comprimés et altérés par les diverses variétés de goitre, mais tout particulièrement par les goitres fibreux, par les tumeurs malignes du corps thyroïde [2], par les engorgements ou tumeurs ganglionnaires de la région cervicale profonde, notamment par les altérations tuberculeuses de la chaîne ganglionnaire péri-laryngo-trachéale (Gouguenheim et Tissier), par les abcès de la même région ou les brides cicatricielles con-

---

1. *Annual of the univers. med. sciences.* 1891. Vol. IV. F. p. 25.

2. D'après Gerhardt et Schech, la paralysie récurrentielle produite par le goitre serait parfois intermittente, se montrant à la suite de quintes de toux ou d'autres causes congestionnantes qui augmentent passagèrement le volume du corps thyroïde.

sécutives, par le cancer œsophagien, par les tumeurs anévrysmales des carotides.

Comme causes spéciales à la paralysie de l'un ou l'autre récurrent, nous citerons, pour le récurrent droit, les anévrysmes de l'artère sous-clavière et les épaississements pleuraux de nature tuberculeuse au niveau du sommet du poumon droit [1] dans lesquels le récurrent de ce côté se trouve fréquemment englobé; pour le récurrent gauche, les tumeurs du médiastin et surtout les anévrysmes de la crosse aortique qui occupent dans cette étiologie une place tout à fait prédominante. Cette cause fut reconnue 24 fois (12 hommes, 12 femmes) dans la statistique d'Avellis, mais ce chiffre ne donne qu'une bien faible idée de l'importance étiologique de cette lésion, dans l'espèce. Rien de plus fréquent en effet que les anévrysmes latents de l'aorte. Remarquons, d'ailleurs, qu'étant donnés les rapports si étroits du récurrent gauche avec la crosse aortique, il doit suffire d'une bien minime dilatation de ce tronc artériel pour déterminer une altération du nerf et

---

1. Fait de Moure, in *Rev. de laryng.*, 1er février 1882.

peut-être les lésions de la péri-aortite aboutissent-elles, à elles seules, à ce résultat.

Rappelons, d'autre part, que Bäumler (cité par Gottstein) a observé la paralysie du récurrent gauche à la suite de lésions produites dans ce nerf, dans le cours des broncho-pneumonies chroniques, par inspiration de poussières irritantes.

Unverricht (cité par le même auteur) mentionne de son côté la possibilité de paralysies récurrentielles, tant à gauche qu'à droite, dans le cours des épanchements pleuraux de nature cancéreuse.

Enfin Landgraf et Bäumler (cités aussi par Gottstein) ont signalé des paralysies récurrentielles dans le cours de la péricardite. Dans l'observation de Landgraf, la paralysie siégeait à droite; elle était bilatérale dans le fait rapporté par Bäumler.

La bilatéralité de la paralysie récurrentielle par compression est encore assez fréquemment réalisée par le cancer œsophagien, par les tumeurs du corps thyroïde et les infiltrations ou tumeurs ganglionnaires multiples, enfin par la présence simultanée de plusieurs anévrysmes à la base du cou.

Dans un cas rapporté par Eugène Fränkel, de Hambourg[1], la paralysie récurrentielle double avait été causée par un énorme anévrysme aortique remontant jusqu'à l'isthme du corps thyroïde.

c. — Nerf vague.

Le tronc du vague est exposé à la plupart des causes de compression que nous venons d'énumérer (goîtres, tumeurs ganglionnaires et anévrysmales, etc.). Celui du côté gauche est en outre fréquemment lésé par les anévrysmes aortiques au même titre que le récurrent du même côté.

Ces diverses causes vulnérantes intéressent le vague dans sa portion comprise entre l'émergence des deux nerfs laryngés, supérieur et inférieur, et leurs effets sont, par conséquent, identiques pour le larynx à une lésion du récurrent; mais il peut arriver qu'il soit comprimé au-dessus de la naissance du laryngé supérieur, ce qui équivaut cliniquement à une compression des deux nerfs laryngés. Tel était

1. *Annual of the univers. med. sciences*, 1891. Vol. IV. F.. p. 26.

le fait rapporté par H. Moser[1] où, consécutivement à une chute de voiture, s'était produite
une fracture de la base du crâne, avec dilacéra-
tion du pneumo-gastrique droit, à ce niveau.

d. — Nerf spinal.

Les lésions du nerf spinal, au-dessus de son
anastomose avec le pneumo-gastrique, intéressent évidemment la motilité du larynx tout
autant que celle des troncs nerveux que nous
venons de passer en revue. Seulement ces lésions n'ont pas été fréquemment observées.
Gottstein cite dans son traité trois faits de compression de ce nerf (faits de Türck, Schech, Gerhardt) par des tumeurs cancéreuses de la base
du crâne et un cas de compression du même
nerf par un kyste à échinocoques (fait de Du-
four). Dans l'observation de Schech, il y avait
simultanément lésion du glosso-pharyngien et
de l'hypoglosse. J. Sauer[2] a rapporté un fait de
traumatisme ayant intéressé l'hypoglosse en
même temps que le spinal.

<hr>

1. Analysé dans le *Centralblatt* de Semon, 2e année, p. 132.
2. Cité dans le *Centralblatt* de Semon, 3e année, p. 374.

Indépendamment de ces faits dans lesquels le contrôle de l'autopsie permit de constater *de visu* l'existence de lésions au niveau du tronc même du spinal, il en a été publié d'autres où la lésion du même nerf, à défaut de la constatation cadavérique, fut simplement présumée en raison de la coïncidence de la paralysie d'une corde vocale avec celle des muscles sterno-cléido-mastoïdien et trapèze du même côté.

Dans le cas d'Ernst Remak[1], il s'agissait d'un sujet syphilitique qui présenta, outre des phénomènes paralytiques et atrophiques, au niveau des muscles de la nuque, de la partie antérieure du cou et de plusieurs groupes musculaires des membres supérieurs, les signes d'une double paralysie récurrentielle.

Chez les deux malades de Stephen Mackensie[2] (dont l'un était syphilitique), il y avait coïncidence de la paralysie du sterno-cléido-mastoïdien du même côté (côté gauche). On avait aussi noté une paralysie de la moitié correspondante de la langue et du voile du palais.

On remarquera que, dans ces trois cas et

1. *Deutsch. med. Wochenschr.*, 1885, nº 27, p. 468.
2. *Trans. clinic. Soc. of London*, 1886, p. 317.

surtout dans le premier, où les paralysies étaient bilatérales, il était au moins aussi rationnel, étant donnée la diffusion des symptômesd'admettre des lésions bulbo-spinales que des altérations portant sur les troncs nerveux eux-mêmes.

c. — Névrites diffuses.

Pour compléter ce chapitre étiologique, il nous reste à dire un mot d'un dernier groupe de lésions nerveuses périphériques qui, au lieu d'être limitées à un point déterminé de tel ou tel des troncs nerveux moteurs du larynx, sont, par leur nature, essentiellement diffuses et peuvent occuper simultanément plusieurs des troncs nerveux du larynx. Malheureusement cette question des névrites, et notamment des névrites périphériques qui représente un des plus récents progrès de la pathologie nerveuse[1] est encore à l'état embryonnaire, pour ce qui

1. Voir sur ce sujet le travail de Joffroy sur la névrite parenchymateuse (*Arch. de physiologie*, 1879, p. 173), la thèse d'Œttinger sur la névrite alcoolique (1885), celle de Brissaud sur les paralysies toxiques (1886), celle de Mme Déjerine Klumpke sur les polynévrites (1889).

concerne le larynx. En réalité, deux types seulement nous sont bien connus et s'appuient sur des constatations anatomiques précises; nous voulons parler des lésions dégénératives observées sur les nerfs laryngés, à l'autopsie d'un certain nombre de tabétiques, et des lésions développées sur ces mêmes nerfs consécutivement à l'affection diphtérique.

Les premières ont été très fréquemment notées chez les sujets qui avaient présenté pendant leur vie des crises ou des paralysies laryngées. On les a constatées sur le spinal, sur le vague, mais avec une fréquence toute particulière sur le récurrent. En revanche, le laryngé supérieur a toujours été trouvé indemne. Il est remarquable que, dans une observation de Krauss cité par Burger[1], on ne put découvrir dans le bulbe aucune altération, mais il existait une dégénérescence étendue des récurrents et des vagues qui expliquait suffisamment les manifestations laryngées notées pendant la vie. Ce fait établit nettement la grande importance des lésions nerveuses dans la pathogénie des paralysies tabétiques et leur

1. *Loc. citat.*, p. 157.

indépendance à l'égard des lésions bulbaires.

Les altérations éprouvées par les troncs nerveux, dans le cours du tabes sont surtout, ainsi que nous l'avons dit, d'ordre dégénératif (atrophie des tubes nerveux, sclérose interstitielle). Il n'en est pas de même des lésions nerveuses post-diphtéritiques. Il s'agit ici d'une véritable névrite périphérique caractérisée anatomiquement par la prolifération des noyaux de la gaine de Schwann et la segmentation de la myéline. Seulement le processus étant habituellement d'allure rapide n'a généralement le temps d'aboutir à la destruction des cylindres-axes que pour une faible proportion des tubes nerveux : d'où la facile réparation des paralysies et la faible extension des atrophies musculaires.

Cette variété de névrite a été observée sur les divers troncs nerveux et sensibles du larynx; elle présente toutefois une prédilection marquée pour le laryngé supérieur.

Les connaissances que nous possédons aujourd'hui sur le rôle de la névrite périphérique, dans la pathogénie d'un certain nombre de paralysies toxiques, nous permettent d'attribuer à une névrite des nerfs du larynx les paralysies de cet organe observées dans certaines intoxications (alcool [1], plomb [2]; belladone, morphine [3]). Peut-être serait-on autorisé à ranger dans le même groupe étiologique les paralysies laryngées transitoires observées par Gerhardt et par Hertel dans le cours d'ictères passagers [4].

Nous ne pouvons clore ce chapitre étiologique des paralysies laryngées par névrite sans discuter l'existence d'une dernière catégorie de faits cliniques récemment décrits par un certain nombre d'auteurs sous les termes : *paralysies laryngées rhumatismales, névrite laryngée rhumatismale ou « a frigore »*. Ce groupe de paralysies a été assimilé aux paralysies du

1. E. C. MORGAN. *Aphonia due to chronic alcoholism, paralysis of the lateral crico-arytenoïds.* — In *Journ. amer. med. Associat.*, 22 novembre 1884.

2. OTTO SEIFERT, *Kehlkopfmuskellähmung in Folge von Bleivergift.* — In *Berl. klin. Wochenschr.*, n° 35, 1885.

3. P. MASSUCCI. *Paralisi tossica dei nervi laringei.* — In *Rev. clin. e therapeutica*, Fasc. 4, 1884.

4. C. GERHARDT. *Stimmband lähmung und Icterus.* — *Deutsch. med. Wochenschr.*, n° 10, p. 325, 1887.

HERTEL. *Icterus mit Stimmbandlähmung.* — *Charité Annalen*, XVI, 1891.

Dans les deux cas de Gerhardt, la paralysie portait sur l'ensemble des adducteurs. Chez le malade de Hertel, elle paraissait limitée aux muscles thyro-aryténoïdiens internes.

facial *a frigore*, bien que les nerfs laryngés ne soient pas exposés par leurs rapports anatomiques à des phénomènes d'étranglement semblables à ceux qu'éprouve le facial dans son trajet intra-osseux et auxquels on attribue une part importante dans le mécanisme de sa paralysie *a frigore*[1].

Malgré ce défaut d'analogie et bien que, jusqu'ici, aucune autopsie n'ait permis de contrôler l'existence de pareilles névrites rhuma-

[1]. Voici la liste des principaux travaux publiés sur ce sujet :

GERHARDT, *Studien und Beobachtungen über Stimmband-lähmung. Virchow's Archiv*. Vol. XXVII.

TÜRCK. *Klinik der Kehlkopfkrankh*. 1866, p. 447 et 448.

ZIEMSSEN, *Deutsch. Archiv für klin. Medic*. Vol. IV.

SCHECH, *Zur Aetiolog. der Kehlkopflähmungen*. — *Monatsschr. f. Ohrenheilk.*, etc., 1883. n° 8. Voyez aussi du même auteur l'article intitulé : *Ueber Recurrenslähmungen* in *München. medic. Wochenschr.*, 18 décembre 1888.

MASSEI, Contribut. à l'étude des névrites primaires du tronc du récurrent. *Rev. de laryngol.*, 15 octobre 1889.

RUDOLF HEYMANN, *Zwei Fälle von Lähmung des Musculus crico-thyreoïdeus. Deutsch. Archiv für klin. Medicin*. Vol. XLIV, p. 586.

PROCTER S. HUTCHINSON, *Cases of supposed peripheral nevritis of laryngeal nerves*. — In *British med. Journ.*, 18 juillet 1891.

Enfin on peut encore rapprocher des mêmes faits l'observation de Major de Montreal : *Observations on Paralysis of the external tensors of the vocal Bands*. — In *New-York med. Journ.*, 20 février 1892.

tismales, l'hypothèse qu'implique la création de ce terme paraît suffisamment légitimée dans un certain nombre de cas. A ce point de vue, les faits de Schech sont les plus convaincants. Chez les malades observés par lui, l'enrouement était brusquement survenu à la suite d'un refroidissement (exposition du cou à l'air froid, ingestion de boissons glacées, le corps étant en transpiration) et l'on observait tous les signes d'une paralysie récurrentielle dont l'examen du cou et de la poitrine ne fournissait pas l'explication. La diminution de réaction des muscles à l'égard de la faradisation est un autre argument justement invoqué par lui en faveur de son diagnostic qui tire non moins de valeur de la guérison progressive de la paralysie laryngée, après plusieurs mois d'électrisation.

Nous avouons, en revanche, nous sentir moins convaincu à l'égard des faits où le diagnostic névrite fut presque uniquement porté par exclusion, à la suite d'un examen négatif du cou et du médiastin et où la guérison ne fut pas obtenue. Pour de pareils cas nous ne pouvons nous défendre du soupçon d'une cause compressive latente ou d'une hystérie méconnue. Nous admettons donc comme parfaitement légitime le diagnostic *névrite laryngée*, mais à la condition qu'il soit sévèrement restreint aux faits réunissant les particularités cliniques suivantes : apparition soudaine ou développement rapide chez un individu rhumatisant ou non, exempt de tout stigmate hystérique, d'une paralysie occupant le territoire du récurrent ou du laryngé supérieur, absence de toute cause de compression appréciable, diminution de la réaction faradique des muscles, guérison progressive à la suite des deux modes d'électrisation.

A l'exemple de Gerhardt, Schech distingue très justement, à notre sens, deux ordres de faits : ceux où la paralysie est la seule conséquence du refroidissement et ceux où elle s'accompagne de manifestations catarrhales sur la muqueuse laryngo-trachéale. Dans ces derniers faits, Schech pense qu'il ne faut expliquer la paralysie par une simple lésion inflammatoire des éléments contractiles du muscle que dans le cas où les seuls muscles atteints sont les thyro-aryténoïdiens internes ou l'ary-aryténoïdien que leur situation anatomique spéciale expose tout particulièrement à éprouver les effets de l'inflammation voisine de la muqueuse. Il croit qu'au contraire la coïncidence d'une paralysie récurrentielle totale avec une trachéite intense permet d'admettre une extension de l'inflammation de la muqueuse trachéale au nerf récurrent, à travers sa paroi postérieure dépourvue de cerceaux cartilagineux.

SYMPTOMES

1° NERF LARYNGÉ SUPÉRIEUR

Nous avons dit précédemment combien étaient rares les faits bien avérés des lésions de ce nerf. Il s'agit donc là de véritables curiosités cliniques comparativement aux autres variétés de paralysies laryngées et notamment aux paralysies récurrentielles si fréquentes dont nous allons avoir à nous occuper ensuite.

Dans l'observation de Neuman, à laquelle nous avons fait allusion plus haut (plaie du laryngé supérieur droit, dans une tentative de suicide), la voix était rauque et le laryngoscope montrait la corde vocale droite non seulement relâchée mais moins longue et placée sur un niveau plus élevé que sa congénère, détails qui s'expliquent facilement, conformément à ce que nous avons dit de l'action du crico-thyroïdien, par le défaut de mouvement de bascule, en bas et en arrière, de la moitié droite du chaton cricoïdien et de l'aryténoïde du même côté.

Dans l'analyse de ce fait que nous avons sous les yeux, il n'est pas question de trouble de la sensibilité; nous verrons, au contraire, plus loin, que dans le cas de névrite rhumatismale des deux laryngés supérieurs observée par Rudolf Heymann, on avait constaté une anesthésie de la plus grande partie de la cavité laryngée (vestibule et glotte) de l'épiglotte et du voile du palais.

2° PARALYSIES RÉCURRENTIELLES

La symptomatologie de ces paralysies offre, cela va sans dire, de notables différences, au point de vue de la phonation et surtout de la respiration, suivant qu'un seul nerf ou que les deux sont lésés; mais elle varie, en outre, suivant que le fonctionnement du tronc nerveux est plus ou moins complètement aboli. Nous devons rappeler ici et nous aurons à rappeler, de nouveau, à propos des paralysies laryngées d'origine bulbaire, la constatation faite par Semon, que, dans les lésions progressives des récurrents ou des nerfs vagues, ou encore de leurs noyaux originaires, les filets nerveux destinés aux muscles crico-aryténoïdiens postérieurs et qui président par conséquent à l'ouverture inspiratoire de la glotte succombent les premiers et peuvent rester indéfiniment les seuls lésés. Ce n'est que secondairement que les muscles adducteurs sont frappés à leur tour. Ces deux phases du même processus se traduisant cliniquement par des signes subjectifs et objectifs totalement différents méritent d'être étudiés ici séparément.

a. — Paralysie récurrentielle incomplète.
Paralysie des dilatateurs de la glotte.

La lésion en question donne lieu à la production d'un syndrome qui est surtout caractéristique quand la paralysie est bilatérale. En dehors de tout examen laryngoscopique, il se traduit par une dyspnée prédominant à l'inspiration, avec intégrité de la voix. Cette dyspnée s'accompagne d'un cornage plus ou moins bruyant et aigu, suivant que la paralysie est plus ou moins complète, prédominant comme elle à l'inspiration et généralement plus marqué pendant le sommeil qu'à l'état de veille. Le bruit respiratoire est souvent tel, la nuit, qu'il gêne le repos des personnes couchant dans le voisinage des malades.

Le moindre effort, la moindre cause aggravante, telle que la pénétration d'une goutte de liquide dans le larynx, peuvent, d'un moment à l'autre, donner à la dyspnée un caractère d'extrême gravité. D'ailleurs, même en dehors de toute exacerbation accidentelle, la gêne respiratoire peut progressivement atteindre un degré tel que la trachéotomie se présente comme le seul moyen de prolonger la vie du malade.

L'image laryngoscopique (Schémas VII, VIII, IX) est, en pareil cas, des plus significatives. Déjà, pendant l'expiration, les aryténoïdes, bien que légèrement écartés, laissent à l'air un pas-

sage moins large que dans l'expiration normale, par suite de la suppression du tonus
abducteur; mais, au moment de l'inspiration
(et c'est là le trait caractéristique de cet état
pathologique), on voit les lèvres de la glotte,
au lieu de s'écarter comme dans les conditions
normales, se rapprocher au contraire davantage l'une de l'autre, et se rapprocher d'autant
plus que le malade se livre à des efforts inspi-
ratoires plus énergiques, au point que la fente
glottique se réduit à un espace linéaire.

On a cherché à expliquer ce rétrécissement
inspiratoire de la glotte en supposant que l'air
en pénétrant dans la poitrine rapprochait les
deux cordes l'une de l'autre, à la façon d'une
soupape, et les écartait au contraire en s'échap-
pant de la trachée; mais une observation plus
attentive a montré qu'il s'agissait là non pas
d'un phénomène passif de la part des lèvres de
la glotte, mais au contraire d'un phénomène
actif dû au fonctionnement exclusif ou prépon-
dérant des muscles adducteurs habitués à se
contracter synergiquement avec les abducteurs,
pendant l'inspiration, à titre d'antagonistes.

Lorsqu'en effet, pendant l'examen laryngoscopique, on invite les malades à faire une inspiration (Burger, *loc. cit.*, p. 123), on voit aussitôt les aryténoïdes se mettre brusquement en contact, avant que l'air ait commencé à pénétrer dans la poitrine. Ce même rapprochement inspiratoire s'observe d'ailleurs tout aussi bien chez les malades trachéotomisés dont le larynx a cessé de servir de passage à l'air.

Notons, que le trouble fonctionnel du larynx n'est appréciable que pendant la respiration. Pendant la phonation, au contraire (et ce n'est pas là une des moindres particularités de cette variété de paralysie), on voit les cordes vocales se mettre en contact pour la production des sons de diverse tonalité, et rien ne paraît altéré dans le mécanisme de l'organe.

Lorsque la paralysie récurrentielle est à la fois incomplète et unilatérale, elle ne gêne guère plus la respiration que la phonation ; elle constitue alors le plus souvent un phénomène pathologique latent que l'examen laryngoscopique provoqué par quelque circonstance occasionnelle peut seul mettre en évidence. Le miroir montre alors (fig. 10) un contraste frappant entre les deux cordes vocales pendant l'acte inspiratoire, l'une demeurant alors sur la ligne médiane, tandis que l'autre s'en écarte avec une énergie et une exagération compensatrices.

Ainsi que nous l'avons dit plus haut, le tableau clinique que nous venons de décrire peut persister non modifié jusqu'à la mort du malade. Dans d'autres cas, au contraire, et même le plus souvent, il marque simplement un accident transitoire qui ne tarde pas à faire place aux symptômes caractéristiques de la paralysie récurrentielle complète.

b. — Paralysie récurrentielle complète.

A l'inverse du cas précédent, la physionomie clinique de l'affection est surtout marquée quand la paralysie est unilatérale.

Il n'est pas question ici de dyspnée. Si tant est que le malade se plaigne de son larynx, c'est tout simplement au point de vue de la phonation; et encore s'agit-il moins d'une aphonie que d'un simple *voile* de la voix. Celle-ci peut, en effet, offrir le caractère bitonal.

L'aspect laryngoscopique est pathognomonique (fig. 4 et 5). Si l'examen est pratiqué pendant la respiration tranquille, on peut d'abord ne rien noter d'anormal; mais, si le malade est invité à émettre un son, on constate que l'une des cordes vocales demeure immobile dans la position dite cadavérique, intermédiaire, comme on sait, entre la position phonatoire et la position inspiratoire (dans la respiration tranquille), et que le cartilage aryténoïde correspondant partage cette immobilité. Le bord de la corde paralysée est en outre légèrement concave. Au moment de l'émission des sons, la corde saine se place seule en adduction (fig. 5) et, tendant alors à compenser l'inertie de sa congénère, elle dépasse la ligne médiane, d'où résultent un léger entre-croisement des deux aryténoïdes et une certaine obliquité de la glotte.

Gottstein fait remarquer qu'il n'est pas rare de rencontrer des cas où, tandis que la corde paralysée est immobilisée en position cadavérique, le cartilage aryténoïde reste sur la ligne médiane et peut exécuter un léger mouvement d'adduction phonatoire; ce qu'il attribue à l'action du muscle aryténoïdien qui, étant impair, conserve une partie de son innervation intacte.

Pendant les premiers temps de la paralysie, la corde vocale conserve sa couleur, sa forme et son volume normaux; mais, pour peu que son inertie se prolonge, elle se ratatine, perd sa coloration nacrée, pour prendre une teinte rougeâtre, et présente des signes non méconnaissables d'atrophie.

3° PARALYSIES LARYNGÉES PAR LÉSION DU NERF VAGUE

Les lésions du nerf vague ne peuvent aboutir à la production de phénomènes paralytiques dans le larynx qu'autant qu'elles siègent audessus de la naissance du récurrent, mais nous avons en outre à distinguer le cas où le nerf est lésé dans sa portion intermédiaire aux deux nerfs laryngés, de celui où il est atteint audessus de l'origine du laryngé supérieur. Le premier cas est très fréquemment réalisé en clinique; le résultat pour le larynx est à peu près identique à celui d'une lésion du récurrent lui-même. Si le tronc nerveux n'est d'abord que compromis incomplètement dans sa nutrition, on observe dans les premiers temps les signes de la paralysie de l'abducteur de la corde vocale correspondante et ce n'est que secondairement que la corde se met en position cadavérique par le fait des progrès de la destruction des éléments nerveux.

Souvent d'ailleurs, surtout quand il s'agit d'une compression, elle intéresse à la fois le nerf vague et le récurrent, et les effets cliniques de cette double lésion se confondent ; mais on peut alors observer parfois des phénomènes d'ordre irritatif (toux, spasmes, etc.), qui se surajoutent aux phénomènes paralytiques et doivent être logiquement attribués au nerf vague, le seul des deux troncs nerveux qui renferme des fibres centripètes, susceptibles de déterminer par leur excitation des accidents réflexes. Dans un cas présenté en 1890, par G. W. Major à l'*American laryngeal Association*[1], sous le titre : *Notes on uninteresting case of anevrysm*, un anévrysme aortique comprimant à la fois le récurrent et le pneumogastrique du côté gauche avait occasionné pendant la vie une immobilisation de la corde vocale

---

1. Analysé dans le n° 5 des *Archives internationales de laryngologie*, 1892, p. 301.

correspondante, en adduction, tandis que la corde vocale droite, tout en ayant conservé sa mobilité, était agitée de mouvements spasmodiques. L'auteur n'hésita pas à considérer ce dernier symptôme comme un phénomène réflexe dû à l'irritation des éléments centripètes du nerf vague lui-même.

Les faits de lésion *isolée* du nerf vague, au-dessus de la naissance du laryngé supérieur, sont infiniment plus rares que les précédents. Nous n'avons pu en trouver qu'un seul exemple, au cours de nos recherches bibliographiques. Il est dû à H. Mœser, de Wurzbourg[1]. Dans ce fait intéressant, l'examen laryngoscopique révélait les particularités suivantes : tout d'abord la corde vocale droite était immobilisée en position cadavérique, comme dans toute paralysie récurrentielle totale. Pendant la respiration tranquille, la seule particularité qui distinguât ce fait des paralysies récurrentielles habituelles consistait en ce que le bord droit de l'épiglotte (côté paralysé) se présentait sur un niveau su-

---

1. *Das laryngoscopische Bild bei volkommener einseitiger Vagusparalyse.* — *Mittheil. aus der Klinik zu Würzburg*, 1885. — Analysé dans le *Centralblatt* de Semon. T. II. p. 132.

périeur à celui du bord gauche, ce que l'auteur explique par la paralysie des faisceaux musculaires dépresseurs de l'épiglotte innervés par des filets du laryngé supérieur.

Pendant la phonation, l'aspect laryngoscopique était bien plus caractéristique : la corde vocale saine se montrait plus tendue, plus longue que sa congénère (paralysie du crico-thyroïdien, tenseur de la corde vocale); en outre, l'extrémité postérieure de la corde saine ne dépassait pas seulement en arrière l'extrémité correspondante de la corde opposée, mais elle se montrait sur un niveau inférieur au sien ; enfin l'aryténoïde du côté sain croisait l'aryténoïde paralysé en passant derrière lui, et son cartilage de Santorini, redressé en arrière, contrastait avec celui du côté opposé qui pendait inerte en avant.

On voit que, dans ce cas, les signes particuliers de la paralysie du crico-thyroïdien, tels que nous les avons décrits plus haut, à propos des lésions du nerf laryngé supérieur, se surajoutaient aux symptômes classiques de la paralysie récurrentielle complète.

4° PARALYSIES LARYNGÉES PAR LÉSIONS DU SPINAL

Il n'existe dans la science qu'un nombre fort restreint de faits de cet ordre; encore leur manque-t-il le contrôle de l'autopsie. Dans la plupart des cas, le diagnostic a été établi sur la coïncidence de l'immobilité d'une corde vocale, avec des signes de paralysie dans le domaine de la branche externe du nerf, ou avec une paralysie de la moitié correspondante du voile du palais. Cette dernière complication, déjà observée par Gerhardt dans un certain nombre de cas de paralysie laryngée, trouve son explication dans les recherches anatomiques de Hein[1], qui établissent la participation du spinal à l'innervation motrice du voile du palais, par l'intermédiaire du plexus pharyngien; seulement elle ne serait pas absolument spéciale aux lésions du tronc du spinal. Une altération du nerf vague entre son anastomose avec le spinal et la

1. *Ueber die Nerven des Gaumensegels. — Müller's Archiv.* 1844.

naissance du rameau pharyngien pourrait avoir le même effet. Il est probable que les paralysies palatines, observées par Avellis[1], dans le cours de paralysies récurrentielles, étaient dues à une semblable localisation de la lésion.

Une des plus remarquables observations de paralysie laryngée par lésion du spinal a été publiée par Seeligmüller[2], il y a dix ans.

Dans ce cas où le diagnostic ne put être confirmé par l'autopsie, la paralysie était bilatérale. Il s'agissait d'une jeune fille qui, à la suite de refroidissements répétés de la région dorsale, commença par éprouver des troubles de la déglutition auxquels vinrent ultérieurement s'adjoindre une paralysie atrophique des deux sterno-cléido-mastoïdiens et des deux trapèzes, avec prédominance à gauche, une accélération des battements du cœur (90 et plus par minute), et des signes d'une double paralysie récurrentielle. La dysphagie était causée par une paralysie atrophique du voile du palais prédominant sur sa moitié gauche.

1. *Loc. cital.*
2. *Ein Fall von Lähmung des Access. Willisii.* — *Archiv für Psychiatrie und Nervenkrankheit,* 1872. Vol. III. Fasc. 2.

L'auteur, se fondant sur la succession des symptômes observés, diagnostiqua une lésion péri-bulbaire progressive, ayant d'abord atteint les racines bulbaires du nerf, correspondant à son rameau interne, puis de là gagné ses racines spinales, correspondant à sa branche externe.

Dans le cas de Remak[1], de Berlin, nous voyons un sujet syphilitique, porteur d'exostoses, au niveau des vertèbres cervicales, présenter, outre des signes de paralysie, avec atrophie de plusieurs muscles de la nuque, de la partie antérieure du cou et des membres supérieurs, une paralysie laryngée qui, d'abord limitée à la corde gauche, s'étend bientôt à la droite. « Au repos, dit l'auteur, les deux cordes occupaient une situation intermédiaire entre l'adduction et la position cadavérique : un intervalle de 3 millimètres à peine marquait la largeur de l'extrémité postérieure de la glotte. » Pendant l'inspiration, nul mouvement des cordes; lors des tentatives de phonation, elles ne se rejoignaient pas, mais flottaient seule-

1. *Deutsch. med. Wochenschr.*, nº 27, 1885.

ment, avec de grossiers mouvements vibratoires de leur bord libre, caractéristiques (d'après Böcker) de la paralysie des muscles crico-thyroïdiens. On porta le diagnostic de pachyméningite syphilitique intéressant les racines antérieures des nerfs cervicaux les plus élevées et celles des nerfs spinaux.

Dans le même ordre de faits, nous avons encore à signaler deux observations de Stéphen Mackensie, de Londres[1], dans lesquelles une immobilité de la corde vocale gauche, en position cadavérique, coïncidait avec une paralysie atrophique du sterno-cléido-mastoïdien et du trapèze du même côté, et aussi avec une paralysie de la moitié correspondante du voile du palais et de la langue. Le premier malade était syphilitique.

Terminons cette nomenclature par une seconde observation d'Ernst Remak[2] qui, à la suite de l'extirpation d'un angiome caverneux cervical pratiquée par James Israël, observa chez

---

1. *Two cases of associated paralysis of the tongue, soft palate and vocal cord of the same side.* — *Trans. clinic. Soc. of London*, 1886, p. 317.
2. *Berl. klin. Wochenschr.*, 13 février 1888, p. 121.

l'opéré, outre des signes de lésion du sympathique, une paralysie de la moitié droite de la langue et du voile du palais, une paralysie du sterno-cléido-mastoïdien et du trapèze (pour les mouvements volontaires, non pour les mouvements respiratoires), et une immobilité de la corde vocale du même côté, en adduction, avec légère concavité de son bord libre. L'auteur ajoute que l'on pouvait nettement sentir les contractions du muscle crico-thyroïdien du côté paralysé.

5° PARALYSIES PAR NÉVRITE DIFFUSE

La symptomatologie de cette variété de paralysies laryngées se prête fort mal à une description d'ensemble, du fait même de la diffusion et de l'irrégularité des lésions nerveuses, entraînant une irrégularité non moindre dans la distribution des troubles de la motilité.

Les paralysies diphtéritiques coexistent généralement avec une anesthésie de la muqueuse laryngée, prédominant au niveau du vestibule. Elles sont le plus souvent bilatérales, s'opposant à l'adaptation phonatoire des cordes vocales, mais pouvant prédominer (Ziemssen) du côté où les fausses membranes étaient le plus abondantes. Dans un cas de Martius (cité par Gottstein) la corde vocale gauche était en position cadavérique [1].

Les observations de paralysie laryngée d'origine saturnine sont encore bien peu nombreuses.

Déjà Tanquerel des Planches, cité par Mme Déjerine Klumpke [2] avait appelé l'attention sur l'aphonie et les troubles respiratoires que l'on peut observer chez un certain nombre d'ouvriers travaillant dans le plomb, et il avait rapproché de ces faits la paralysie laryngée assez fréquemment observée chez les chevaux employés dans les usines de blanc de céruse et nécessitant souvent la trachéotomie.

Indépendamment de l'indication un peu vague de cet auteur, nous avons pu relever quatre observations de paralysies laryngées de cet ordre.

Les trois premières ont été publiées par Otto Seifert, de Wurzbourg [3] la quatrième par Orm-

---

1. Il y avait, dans ce cas, une infiltration purulente du tronc du récurrent.

2. *Loc. citat.*

3. *Berl. klinisch. Wochenschr.*, 1884, n° 35, p. 555.

sby[1]. Dans le premier fait d'Otto Seifert, la paralysie portait sur le muscle aryténoïdien ; dans le second, sur le crico-aryténoïdien postérieur gauche ; dans le troisième, on observait une paralysie récurrentielle complète gauche. Quant à l'observation d'Ormsby, elle est plus intéressante par ses particularités étiologiques (la malade s'étant intoxiquée en prisant du tabac mélangé à un sel de plomb) que par l'observation clinique, l'auteur se contentant de signaler une aphonie, sans examen laryngoscopique à l'appui.

Le second fait d'Otto Seifert renferme une indication précieuse qui établit bien l'origine saturnine de la paralysie : le malade ayant succombé à des accidents urémiques, on constata une atrophie des deux muscles abducteurs, prédominant sur le gauche.

En revanche, ces diverses observations (autant que nous pouvons en juger par l'analyse qu'en donne le *Centralblatt* de Semon) ne nous fournissent aucune indication sur la réaction électrique des muscles.

1. *N. Y. med. Journ.*, 15 novembre 1890.

Si nous rapprochons les uns des autres les différents faits de paralysies laryngées par névrite *a frigore* rapportés par les auteurs énumérés plus haut, nous voyons qu'un de leurs caractères les plus constamment observés est la brusquerie de leur apparition à la suite d'un refroidissement.

Dans la presque totalité des cas, il s'agissait d'une paralysie récurrentielle totale, avec position cadavérique de la corde vocale. Cependant, dans les deux premiers faits de Massei, la corde était immobilisée en adduction (contraction spastique d'après l'auteur).

Dans le premier fait de Rudolf Heymann, il y avait paralysie des deux crico-thyroïdiens et parésie de l'ary-aryténoïdien. La voix pouvait être partiellement restaurée quand on soulevait le cricoïde vers le thyroïde. Chez le second malade du même auteur, la corde vocale gauche était immobilisée en inspiration extrême, la paralysie portait sur tous les muscles de ce côté, y compris le crico-thyroïdien, mais sans participation du crico-aryténoïdien postérieur.

Dans le fait de Major, de Montréal, la paralysie occupait exclusivement les deux crico-thyroïdiens.

Parmi les différents auteurs qui ont publié des faits de cet ordre, Schech et Heymann paraissent s'être seuls préoccupés de rechercher les effets de l'électrisation sur les muscles paralysés.

Ce dernier auteur nota en effet que, chez son second malade, le crico-thyroïdien du côté gauche réagissait seul sous l'influence de la faradisation cutanée.

Schech avait noté aussi la diminution de la réaction faradique des muscles paralysés et il avait constaté que, lorsque l'on faradise ces muscles, ce sont ceux du côté sain qui entrent en contraction ; il avait remarqué en outre que, pendant la période de réparation, les muscles cessent encore d'obéir à la faradisation, alors que déjà ils commencent à obéir à la volonté. Il n'a pas observé, sur les muscles paralysés, de réaction exagérée à l'égard de l'excitation galvanique.

D'après le même auteur, la guérison de cet ordre de paralysies serait extrêmement lente. On ne l'obtiendrait qu'après plusieurs mois (de 3 à 8) de traitement représentant de 60 à

150 séances d'électrisation (faradisation et galvanisation combinées).

CHAPITRE IV

PARALYSIES LARYNGÉES D'ORIGINE BULBAIRE

Nous savons que le centre moteur bulbaire du larynx est représenté par une longue colonne de substance grise (noyau du spinal) située en arrière et en dehors et à une très faible distance de la colonne grise originelle de l'hypoglosse et fort exposée à être intéressée par toute lésion tant soit peu étendue de cette portion des centres nerveux. Le rapport que nous venons de signaler entre les noyaux d'origine de la onzième et de la douzième paire nous explique d'autre part la coexistence fréquente de troubles de la motilité de la langue et du larynx dans le tableau symptomatique des paralysies bulbaires. Les lésions bulbaires peuvent être disposées sous forme de foyers limités (néoplasmes, gommes ou indurations syphilitiques, foyer de ramollissement ou hémorragique); ou bien il s'agit (et c'est de beaucoup le cas le plus fréquent) de lésions diffuses irrégulières (sclérose en plaques) ou systématiques (paralysie glosso-labio-laryngée, tabes). Ces dernières lésions d'ailleurs, quand on les observe au niveau du bulbe, ne représentent que la prolongation, dans ce centre, de processus aussi marqués dans le reste de l'axe spinal. Ce sont donc par excellence des lésions bulbo-spinales. Nous allons étudier successivement les effets de ces deux ordres de lésions, sur la motilité du larynx.

1° PARALYSIES LARYNGÉES
DANS LES LÉSIONS BULBAIRES EN FOYERS LIMITÉS

Ce chapitre de l'histoire des paralysies laryngées est presque entièrement à faire. Les observations que nous possédons sur ce sujet sont rares et pour la plupart incomplètes, les unes manquant du contrôle du miroir laryngoscopique, les autres de celui de l'autopsie. Ajoutons que les foyers à formation brusque (hémorra-

gie, ramollissement) déterminent le plus souvent la mort immédiate ou rapide et ne permettent par conséquent point une analyse
symptomatique. Seuls les foyers n'intéressant
qu'une moitié du bulbe paraissent se prêter à
une survie suffisante pour une étude clinique.
Enfin les difficultés que l'on éprouve en pareil
cas à rechercher les signes d'atrophie musculaire et l'état de réaction des muscles à l'égard
de l'électricité nous expliquent suffisamment
les lacunes de nos connaissances à l'égard de
ces détails symptomatiques.

Nous n'avons pu découvrir, dans nos recherches, de faits d'hémorragie bulbaire contrôlés
par l'autopsie, ayant donné lieu, pendant la vie,
à des manifestations laryngées.

Nos connaissances sont moins précaires pour
ce qui a trait aux foyers de ramollissement bulbaire; Gottstein en cite plusieurs faits suivis
d'autopsie[1].

Le même auteur emprunte à Nothna-

1. SENATOR, *Archiv für Psychiatrie*, Bd 11. — DUMÉNIL, in
Archiv. gén. de médecine, avril 1875, p. 226. — EISENLOHR,
in *Deutsch. med. Wochenschr.*, n° 21, p. 363. — ERBEN, in
Wiener medic. Blätter 1887, n° 1 et 2. — SCHEIBER, in *Berl.
klin. Wochenschr.*, 1889, n° 28.

gel [1] un fait remarquable de paralysie bulbaire ayant provoqué pendant la vie des manifestations paralytiques et atrophiques, non seulement dans la corde vocale gauche, mais encore dans la moitié gauche de la langue et du voile du palais et dans les muscles trapèze et sterno-cléido-mastoïdien du même côté et qui trouva son explication à l'autopsie dans un abcès péri-bulbaire, consécutif à une carie du rocher, de l'occipital et des premières vertèbres cervicales. Mais il semble que, dans ce fait, les symptômes paralytiques et amyotrophiques aient été au moins autant l'effet des lésions des racines nerveuses que celui des lésions du bulbe à proprement parler.

La syphilis marque naturellement la transition entre les deux ordres de lésions bulbaires que nous avons distinguées. Elle peut en effet déterminer des foyers limités (gommes); mais il s'y adjoint fréquemment des lésions disséminées (sclérose) pouvant se compliquer de foyers de ramollissement consécutifs à des lésions artérielles oblitérantes et de lésions

1. *Wiener med. Blätter*, 1884, n° 9.

méningées (pachy-méningite syphilitique).

Nous n'avons pas cru devoir faire suivre d'une description symptomatique chacune des variétés de lésions que nous venons de passer en revue, l'expression clinique étant à peu près la même dans ces différents cas et dépendant d'ailleurs beaucoup moins de la nature des lésions que de leur siège.

Chez quelques malades, la participation du larynx aux accidents était marquée par un enrouement léger dont l'examen laryngoscopique donnait l'explication, en montrant une corde vocale en position cadavérique.

Dans le fait de Remak pourtant, il n'existait aucun symptôme laryngé, et ce ne fut pas sans surprise que l'on constata laryngoscopiquement une paralysie de l'abducteur de la corde vocale droite.

On peut donc trouver l'une des cordes vocales immobilisée en position cadavérique ou en adduction. Nous avons dit plus haut que la rareté des paralysies bilatérales d'origine bulbaire s'expliquait par ce fait que les lésions bilatérales de cette région des centres nerveux avaient habituellement la mort soudaine ou rapide pour conséquence.

L'atrophie de la corde paralysée est mentionnée dans quelques observations ; il est probable qu'une survie insuffisante du malade constitue l'obstacle à sa plus fréquente constatation.

Dans la plupart des faits, la paralysie d'une corde vocale s'accompagnait d'anesthésie de la moitié correspondante de l'organe.

Ce qui est particulièrement intéressant chez les malades de cette catégorie, au point de vue de la détermination du siège des lésions, c'est la presque constance de l'apparition simultanée de manifestations paralytiques sur d'autres organes. En première ligne mérite de figurer ici la moitié correspondante du pharynx, de la langue, du voile du palais. Nous avons montré précédemment combien cette coexistence symptomatique s'expliquait naturellement par la disposition respective des diverses colonnes grises motrices dans le bulbe, et par la participation du nerf spinal à l'innervation des muscles du voile du palais.

Chez le malade de Nothnagel, existait en outre une paralysie du sterno-cléido-mastoïdien et du trapèze qui trouvait son explication dans l'extension des lésions au voisinage de la portion supérieure de la moelle cervicale.

Quand la paralysie laryngée se complique d'atrophie musculaire et d'anesthésie de la muqueuse laryngée, il est habituel de faire les mêmes constatations au niveau des autres régions intéressées.

2° PARALYSIES LARYNGÉES
DANS LES BULBITES DIFFUSES

Les bulbites diffuses se divisent naturellement, d'après leur évolution, en aiguës et chroniques.

Les premières ne nous arrêteront pas longtemps : les seules lésions bulbaires qui nous intéressent ici sont celles déterminées dans l'axe spinal par l'intoxication diphtéritique. Ces lésions se montrent d'ailleurs à un degré plus accentué encore sur les nerfs et leurs racines. Aussi nous en sommes-nous déjà occupé à propos des névrites des nerfs du larynx.

Les bulbites diffuses chroniques se subdivisent elles-mêmes en deux groupes : les unes consistent en un processus primitivement atrophique occupant d'emblée les cellules des colonnes grises motrices, qui représentent, comme on sait, dans le bulbe, le prolongement des cornes antérieures de la moelle : elles correspondent à la paralysie glosso-labio-laryngée de Duchenne; les autres sont des scléroses progressives qui n'aboutissent que secondairement à l'atrophie des éléments nerveux.

Mais ici encore nous avons à rappeler les distinctions établies par Charcot dans la répartition des lésions. Tantôt ces dernières sont irrégulièrement disséminées, sous forme de plaques, sur toute l'étendue des centres cérébro-spinaux, sans que l'on puisse saisir aucun rapport entre leur distribution et la disposition des éléments constitutifs de ces centres : c'est la sclérose en plaques disséminées, tantôt elles affectent une disposition systématique, progressant le long des cordons latéraux et envahissant secondairement les cellules des cornes antérieures (sclérose latérale amyo-trophique) ou s'attaquant aux faisceaux postérieurs du cordon spinal (cordons de Goll, bandelettes externes, cornes postérieures) et aux éléments qui en représentent le prolongement dans le bulbe (ataxie locomotrice ou tabes).

Tous ces processus, si variés dans le mode de répartition de leurs lésions, présentent ceci de commun, qu'ils s'étendent à peu près constamment au bulbe. Aussi ne devons-nous pas nous étonner de voir les manifestations laryngées occuper dans la symptomatologie de certains d'entre eux une place importante, parfois même prédominante.

Déjà nous avons constaté précédemment la fréquence de certaines manifestations laryngées de nature irritante et spasmodique dans l'évolution du tabes; nous allons montrer maintenant que les manifestations d'ordre paralytique sont non moins intimement liées à la pathologie bulbaire. Nous nous proposons d'étudier ces manifestations dans les diverses variétés nosologiques que nous venons d'énumérer.

PARALYSIE GLOSSO-LABIO-LARYNGÉE
DE DUCHENNE

Nous rappelons qu'il résulte des travaux de Charcot que cette entité morbide et celle généralement désignée sous le nom d'atrophie musculaire progressive dépendent d'une même lésion : ici occupant primitivement les cellules des cornes antérieures de la moelle, là s'attaquant aux cellules de ces mêmes cornes prolongées dans le bulbe et représentées dans ce centre par les colonnes grises originelles de l'hypoglosse, du facial et la colonne grise motrice des nerfs mixtes (vague, glosso-pharyngien). Le même auteur a d'ailleurs montré que souvent les lésions coexistaient sur la moelle et le bulbe et que ces formes de transition caractérisées cliniquement par l'apparition d'atrophies musculaires au tronc et aux membres, dans le cours de la paralysie glosso-labio-laryngée, et réciproquement, établissaient nettement l'identité des deux processus, au point de vue de la topographie des lésions.

La participation du larynx à leur symptomatologie n'a commencé à être bien établie que depuis l'emploi du miroir laryngé. Dans la plupart des observations qui suivirent la première description de Duchenne, il n'est pas question d'examen laryngoscopique. La paralysie des cordes vocales n'est reconnue qu'indirectement par la constatation d'un certain degré d'aphonie. Pourtant Duchenne lui-même avait, dans un cas, fait usage du miroir et avait pu reconnaître un « relâchement des cordes vocales ». Mais il s'en faut que son exemple ait été suivi, et nous devons arriver à ces dernières années pour trouver des observations de la maladie en question corroborées par un examen laryngoscopique, suffisamment détaillé.

Habituellement les symptômes laryngés ne sont pas les premiers en date : ils sont le plus souvent précédés par la paralysie atrophique de la langue, l'atrophie du noyau de l'hypoglosse devançant généralement celle du noyau du vague-accessoire. D'autre part, la paralysie laryngée proprement dite peut être précédée de plusieurs mois, comme l'a montré Krishaber[1], par la perte des réflexes pharyngés et laryngotrachéaux, sans perte simultanée de la sensibilité de ces organes. Cette disparition des réflexes sans anesthésie est caractéristique : elle est en rapport avec ce que nous savons de la répartition des lésions qui se cantonnent

1. *Gaz. hebd.*, 1872, p. 772.

longtemps au niveau des colonnes motrices, en respectant les éléments récepteurs des impressions sensitives. Cette abolition des réflexes pharyngo-laryngiens peut avoir pour conséquence des accès de suffocation par pénétration de gouttes de boissons, ou de particules alimentaires dans les voies respiratoires, ou même aboutir à la formation de foyers de broncho-pneumonie (Schluck-pneumonie des auteurs allemands).

Au fur et à mesure que les lésions évoluent, la participation du larynx à la maladie s'affirme par d'autres symptômes : le malade n'a plus de voix que dans la tonalité basse ; il est en outre incapable de faire un effort, de souffler une bougie. Le miroir laryngé donne l'explication de ces phénomènes, en montrant les deux cordes vocales en position cadavérique et incapables de se rejoindre pour la production des sons, ou pour le mécanisme de l'effort. Comme, dans les conditions normales, les sons vocaux exigent une adaptation d'autant plus étroite du bord des cordes vocales qu'ils sont plus élevés. il en résulte que, tant que la paralysie est incomplète, le malade peut encore émettre des sons graves, alors que la production des sons aigus lui est impossible. Il est habituel, d'autre part, que l'examen laryngoscopique ne montre pas (au moins pendant les premiers temps de la maladie) un égal degré de la paralysie des deux côtés.

Nous avons dit que cette paralysie était habituellement totale, c'est-à-dire qu'elle tendait à immobiliser les cordes vocales en position cadavérique. Pourtant Krause[1] aurait observé plusieurs faits de paralysie d'un abducteur ou des deux abducteurs. Suivant toute vraisemblance, nous avons lieu de penser que ces paralysies laryngées s'accompagnent d'atrophies précoces; malheureusement ce point d'étude semble n'avoir pas été visé par les observateurs, car il n'est abordé dans aucune des observations que nous avons sous les yeux.

Ce que nous avons dit plus haut de l'identité de la paralysie glosso-labio-laryngée, avec l'atrophie musculaire progressive, au point de vue de la topographie, faisait prévoir la possibilité de l'apparition de manifestations laryn-

---

1. Cité par Gottstein.

gées dans le cours de cette dernière affection; mais, ce qui est particulièrement intéressant, c'est qu'il résulte des faits observés par Löri et par Gottstein que ces manifestations laryngées peuvent être la seule expression clinique de l'extension au bulbe des lésions spinales. Chez les malades étudiés par ces deux auteurs, la paralysie portait sur les abducteurs, tantôt des deux côtés, tantôt (plus souvent d'après Löri) d'un seul côté.

Chez un malade de Koschlakoff[1], au contraire, la paralysie laryngée portait sur les deux abducteurs. Il s'agissait d'une femme atteinte d'une atrophie musculaire progressive ayant débuté par les mains. L'apparition d'une dyspnée laryngée avec intégrité de la voix ayant attiré l'attention vers le larynx, on vit la corde vocale droite immobilisée en abduction. Plusieurs années après, la corde gauche se montrait immobilisée à son tour dans la même position. Il n'y eut pas d'autre symptôme bulbaire.

1. *Centralblatt für Laryngologie*, 2ᵉ année, p. 229.

SCLÉROSE EN PLAQUES

Le bulbe est très rarement épargné par cette forme de sclérose. Les plaques qui caractérisent son mode de distribution peuvent se montrer sur n'importe quels points de sa surface, mais elles paraissent offrir une prédilection spéciale pour le plancher du quatrième ventricule qu'elles occupent sur une étendue et à une profondeur variables.

Il est un détail histologique propre à cette variété de sclérose cérébro-spinale que Charcot a signalé le premier et qu'il a proposé comme explication de certaines particularités symptomatiques de la maladie. Nous voulons parler de la persistance des cylindres-axes au milieu de la destruction des autres éléments nerveux, détail confirmé depuis par les remarquables recherches de son élève Babinski[1].

D'après Charcot, cette conservation partielle des tubes nerveux pourrait expliquer comment, dans les groupes musculaires correspondant aux

1. *Étude sur la sclérose en plaques.* — Thèse de Paris, 1885.

territoires médullaires intéressés, on observe moins des phénomènes paralytiques à proprement parler qu'un ralentissement et une irrégularité de l'apport de l'influx nerveux, d'où résultent la lenteur, la maladresse, le tremblement spécial des mouvements et l'impossibilité d'une contraction musculaire soutenue. Les mêmes particularités ont été notées par les auteurs qui ont eu l'occasion de pratiquer l'examen laryngoscopique chez des malades atteints de cette variété de sclérose des centres nerveux avec manifestations laryngées.

On a bien noté, dans certains cas, un certain relâchement des cordes vocales[1], une parésie des abducteurs, laissant un léger intervalle entre elles, au moment de la phonation[2], mais point de paralysie, à proprement parler[3]. En revanche, la plupart des observateurs sont d'accord pour noter une certaine lenteur dans la contraction des cordes vocales, des secousses interrompant cette contraction, le passage brus-

1. KRAUSE (*Névrolog. Centralblatt*, 1885, n° 23, p. 543.
2. LORI, *loc. citat.*, p. 11.
3. Dans une observation récemment publiée dans les *Annales des maladies de l'oreille* (février 1892) Collet signale aussi une parésie des thyro-aryténoïdiens internes.

que de la voix de poitrine à la voix de tête, l'impossibilité de soutenir un son, etc., tous détails qui dénotent moins des phénomènes paralytiques qu'un trouble survenu dans la régularité de la contraction musculaire et qui, par conséquent, seront mieux à leur place dans le chapitre que nous avons l'intention de consacrer aux *dyskinésies laryngées*.

SCLÉROSE LATÉRALE AMYOTROPHIQUE

Anatomiquement, une sclérose fasciculée des cordons latéraux de la moelle intéressant secondairement les cellules des cornes antérieures, de la moelle ; cliniquement, des manifestations paralytiques avec contracture bientôt suivies d'atrophies musculaires, tel est brièvement schématisée la caractéristique de cette variété de sclérose spinale dont nous devons la première description à Charcot.

Nos documents relatifs à la participation du larynx à cette affection sont encore bien peu nombreux et trop incomplets pour que nous puissions assigner aux symptômes laryngés des caractères spéciaux en rapport avec ceux présentés par les autres manifestations de la maladie.

Sur un malade du service de Charcot, Cartaz[1] a noté une inclinaison de l'épiglotte à gauche, une tension incomplète des cordes vocales, une certaine raucité de la voix s'expliquant par une occlusion incomplète de la glotte, pendant la phonation.

Löri, de son côté, a observé une immobilité des deux cordes vocales, en position cadavérique. Le larynx serait donc touché dans cette variété de sclérose, comme il l'est dans la paralysie glosso-labio-laryngée. Les observations sont muettes à l'égard de l'existence de manifestations atrophiques. Il n'y est pas question non plus de contractures, ni de phénomènes spasmodiques, comparables à ceux qui s'observent dans les membres.

TABES DORSAL

Les paralysies laryngées constituent une complication fréquente du tabes. Dans son

1. *France médicale,* novembre 1885.

beau et récent travail de compilation sur les accidents laryngés tabétiques[1], Burger, d'Amsterdam, a pu en rassembler soixante et onze cas.

Ces faits seraient évidemment bien plus nombreux, si l'examen laryngoscopique était systématiquement pratiqué chez tous les ataxiques, étant donnée la grande proportion des faits dans lesquels le trouble laryngé se borne à une paralysie abductrice incomplète ou unilatérale, insuffisante pour déterminer une véritable gêne fonctionnelle.

Dans la très grande majorité des cas, la paralysie frappe le système des abducteurs. Burger a noté l'atteinte de ces muscles dans quarante-trois[2] des faits rassemblés par lui, ce qui donne à peu près la proportion de deux tiers. Dans huit cas, cette paralysie était unilatérale ; cinq fois elle siégeait à gauche ; deux fois à

1. *Die laryngealen Störungen der Tabes dorsalis.* Leiden, Verlag von T. J. Brill, 1891.
2. L'auteur fait remarquer, dans une note à son travail, que Semon lui a en outre fait mention de 5 faits de paralysie abductrice uni ou bilatérale relevés sur les 12 premiers ataxiques systématiquement examinés par lui. Les 30 ataxiques dont Semon inspecta ensuite le larynx ne présentaient rien d'anormal de ce côté.

droite ; dans le huitième fait, le côté paralysé n'est pas mentionné.

Dans les trente-cinq autres cas, la paralysie portait sur les deux abducteurs ; sept fois il est mentionné qu'elle prédominait à droite, et six fois qu'elle prédominait à gauche.

Sept fois, il existait simultanément une paralysie plus ou moins prononcée du muscle thyro-aryténoïdien interne.

Isolément, la paralysie de ce dernier muscle a été rencontrée deux fois seulement. Marina a mentionné un fait très insuffisamment établi de paralysie récurrentielle double[1].

Löri aurait observé cinq cas de paralysie récurrentielle unilatérale, Krause et Marina chacun un cas ; mais ces cinq observations manquent de détails laryngoscopiques satisfaisants.

En revanche, le fait du même ordre, publié par Kahler, est présenté avec toute la précision désirable. Dans ce cas, la paralysie récurrentielle de l'une des cordes coexistait avec la paralysie de l'abducteur de l'autre côté.

---

1. Les cordes vocales se rapprochaient pendant l'inspiration, et la voix était normale ; et pourtant l'auteur dit qu'il existait une légère parésie des adducteurs !

Il ressort de ce qui précède que la paralysie des abducteurs doit être considérée comme la *paralysie par excellence du tabes*. Nous ne reviendrons pas ici sur les caractères cliniques de cette paralysie que nous croyons avoir suffisamment décrits à propos des paralysies récurrentielles incomplètes. Tout ce que nous avons dit alors du contraste que présente l'intégrité de la voix avec la gêne de la respiration, ainsi que des caractères spéciaux de la dyspnée, s'applique également aux cas où la même paralysie est d'origine bulbaire. Nous rappelons encore que la gêne respiratoire habituellement progressive peut atteindre, à un certain moment, un degré tel que la trachéotomie devient le seul moyen de prévenir l'asphyxie.

En traitant des crises laryngées tabétiques, nous avons dit que souvent, mais non constamment, elles précédaient l'apparition des phénomènes paralytiques.

L'époque d'apparition de ces paralysies est extrêmement variable. Ce que nous ne saurions trop rappeler, c'est qu'elles peuvent, dans certains cas, précéder de plusieurs mois toute autre manifestation tabétique.

Les paralysies laryngées des tabétiques sont-elles, comme les paralysies oculaires des mêmes malades, des accidents parfois transitoires et susceptibles de rétrocéder? A l'exception de Fournier et de Kooy, tous les auteurs protestent contre toute assimilation, au point de vue du pronostic, entre ces deux ordres de paralysie. Il semble donc bien établi par l'observation que toute manifestation paralytique se montrant dans le larynx d'un tabétique ne peut qu'aller progressant jusqu'à la mort du malade. En revanche, la paralysie peut, dans certains cas, changer de forme, ainsi que nous avons mentionné le fait à propos des paralysies récurrentielles primitivement incomplètes, témoin le second fait d'Oppenheim dans lequel une paralysie des deux abducteurs fit place, à un moment donné, à une double paralysie complète, avec position cadavérique des deux cordes vocales.

CHAPITRE V

PARALYSIES LARYNGÉES D'ORIGINE CÉRÉBRALE

Existe-t-il des paralysies laryngées produites par une lésion des hémisphères cérébraux? Certains faits cliniques récents tendraient à le faire admettre. Néanmoins aucune des observations publiées jusqu'ici ne paraît complètement à l'abri de la critique et des objections.

Ces observations peuvent être divisées en trois catégories.

Dans la première rentrent les sujets qui succombèrent après avoir présenté de la dysphonie ou de l'aphonie, mais sans avoir été soumis à l'examen laryngoscopique, et chez lesquels l'autopsie révéla une lésion corticale, dans la région correspondant, d'après les recherches des physiologistes (Masini, Krause, Semon et Horseley), au centre phonatoire. Tels sont les deux faits d'Ange Duval [1], celui de Luys [2], celui de Livio Ronci, enfin le cas de Seguin.

La deuxième catégorie comprend les faits de paralysie d'une corde vocale constatée au laryngoscope et coïncidant avec les symptômes d'une lésion cérébrale (hémiplégie du même côté, parfois aphasie, sans signes cliniques d'une lésion du bulbe ou des nerfs laryngés.) Tels sont les faits de Lewin [3], la première communication de Bryson-Delavan [4], le cas de Cartaz [5], les deux premiers cas de Garel [6].

Chacun de ces deux groupes de faits présente évidemment une grave lacune : aux premiers il manque le contrôle du miroir laryngoscopique ; aux seconds celui de l'autopsie.

Ces lacunes, nous ne les retrouvons plus dans les observations de la troisième catégorie. Ces

1. *Bulletins de la Société de chirurgie*, 1864, 2e série, t. V, pp. 51-53.
2. *Annales des maladies de l'oreille*, 1875.
3. *Lähmung des linken Stimmbandes aus centraler Ursache.* — *Berl. klinisch. Wochenschr.*, 1874, p. 10.
4. *Med. Rec.*, 14 février 1885.
5. *France médicale*, nos 134 et 135, 1885.
6. *Annales des maladies de l'oreille*... 1890, no 4, pp. 209-235.

observations sont au nombre de quatre. Les deux premières en date appartiennent à Garel (la seconde en collaboration avec Dor). Les deux dernières à Déjerine.

Dans la première observation de Garel [1], nous voyons, chez une vieille femme de 72 ans, une hémiplégie droite, suite d'apoplexie, avec paralysie faciale du même côté et aphasie, coïncider avec une paralysie de la corde vocale gauche. La malade ayant succombé à une deuxième attaque, l'autopsie révèle : 1° dans la plupart des artères cérébrales, des lésions athéromateuses; 2° dans l'hémisphère gauche, des foyers multiples de ramollissement, au niveau des régions motrices, en rapport avec la paralysie des membres et de la face et avec l'aphasie constatées pendant la vie ; 3° dans l'hémisphère droit, *conformément au diagnostic porté du vivant de la malade*, deux points de ramollissement rouge occupant le pied de la troisième circonvolution frontale, aucune lésion du bulbe ou du cervelet, aucune cause de compression le long des nerfs vague et récurrent, aucune lésion du larynx et

1. *Annales des maladies de l'oreille*... 1886, mai.

notamment de l'articulation crico-aryténoïdienne gauche.

En 1890, le même auteur publiait dans le
même journal[1], cette fois en collaboration
avec son élève Dor, une nouvelle observation
non moins intéressante que la première, bien
qu'elle en diffère par plus d'un point. Ici, la
paralysie frappait la corde vocale gauche, dans
le cours d'une endocardite ulcéreuse, sans
coexistence d'aucun autre trouble de la motilité, dans les membres, la face ou le voile du
palais. La raucité de la voix qui avait provoqué
l'examen laryngoscopique était survenue dans
le cours de l'endocardite.

Le malade ayant succombé, on découvrit à
l'autopsie, au lieu de la lésion corticale présumée, un petit foyer de ramollissement
rougeâtre, de date récente, gros comme un
pois, occupant la partie supéro-interne du
noyau lenticulaire et empiétant légèrement,
de 1 à 2 millimètres, sur la partie externe de
la capsule interne.

Les auteurs concluent de là, que, dans ce

1. *Annales des maladies de l'oreille*, 1890, p. 209.

second cas, la monoplégie laryngée était due, non à une lésion du centre cortical moteur du larynx, mais à une destruction du faisceau moteur émanant de ce centre, faisceau dont l'indépendance par rapport à celui de l'aphasie et à celui de l'hypoglosse paraissait ainsi péremptoirement mise en évidence.

Ajoutons que, dans cette observation, comme dans la précédente, une inspection attentive du bulbe n'y avait révélé aucune lésion et que l'examen histologique d'un grand nombre de coupes pratiquées sur le récurrent avait démontré la parfaite intégrité de ce tronc nerveux.

L'année suivante[1], Déjerine communiquait à la Société de biologie deux observations d'aphasie motrice, d'origine sous-corticale, avec hémiplégie droite et paralysie de la corde vocale du même côté. Dans ces deux cas, le foyer de ramollissement occupait la substance blanche sous-jacente à la troisième circonvolution frontale gauche. Il était donc intermédiaire, comme situation, aux foyers rencontrés par Garel dans ses deux autopsies. D'autre part, l'examen histo-

---

1. Séance du 28 février 1891.

logique du bulbe n'y révélait d'autre lésion que la dégénérescence secondaire du faisceau pyramidal gauche. Les nerfs vague et accessoire se montraient également normaux.

L'interprétation donnée par Garel à ses deux faits rencontra une vive opposition chez Semon et Horsley qui leur adressèrent un certain nombre d'objections [1] dont quelques-unes s'appliquent également à la communication de Déjerine.

Les deux auteurs anglais font d'abord remarquer que, dans les deux faits de Garel, l'examen histologique du bulbe n'ayant pas été pratiqué, rien ne prouve que la paralysie laryngée n'ait pas été d'origine bulbaire, d'autant plus que l'affection première (athérome, endocardite ulcéreuse) se prêtait, on ne peut mieux, à des lésions multiples des centres nerveux. Ils citent l'histoire si instructive de Bryson-Delavan publiant un cas de paralysie laryngée qui,

---

1. *Annales des maladies de l'oreille...* 1890, p. 305. — Ces objections se retrouvent dans le travail présenté par les mêmes auteurs au Congrès de Berlin. Voyez *Archiv. internat. de laryng.*, 1890, p. 226. — Voyez aussi le travail de Semon : *Die Entwicklnng der Lehre von den motorischen Kehlkopflähmungen...*, pp. 39 et 40.

d'après l'ensemble des manifestations symptomatiques, semblait d'origine cérébrale, et trouvant à l'autopsie, quelques années plus tard, que cette paralysie était due à une lésion bulbaire ! Ils rappellent enfin que certaines lésions minimes du bulbe, constatables seulement au microscope (tabes), suffisent pour paralyser les cordes vocales.

A cette critique les auteurs français répondent, non sans raison, que, dans leurs deux faits, les altérations des centres nerveux n'étaient pas de celles qui ne peuvent être constatées que sous le microscope, qu'il s'agissait effectivement de foyers de ramollissement et qu'une pareille lésion n'aurait pu leur échapper. Remarquons d'ailleurs que, chez les malades de Déjerine, l'examen histologique du bulbe ayant été négatif, l'objection de Semon et Horsley se trouve perdre par là considérablement de sa valeur.

Une autre objection des mêmes auteurs est basée sur leurs constatations expérimentales chez les animaux. Il résulte en effet de leurs expériences que l'excitation d'un seul centre laryngé cortical détermine un mouvement d'adduction dans les deux cordes. Les deux centres pourraient donc se suppléer, et, en fait, les deux auteurs anglais ayant réussi à pratiquer chez leurs animaux l'ablation de toute la région corticale laryngée motrice d'un côté et même *de tout un hémisphère*, ont vu que l'excitation électrique du centre épargné continuait de produire le rapprochement des deux cordes !

A cette seconde critique on peut encore répondre, avec Garel et Dor, en protestant contre une extension à l'homme de faits observés sur l'animal, à propos d'une fonction aussi spécialement *humaine* que l'est la phonation. Et pourtant la pathologie humaine ne nous apprend-elle pas que la lésion d'un seul hémisphère cérébral n'entraîne jamais la paralysie des groupes musculaires qui fonctionnent toujours synergiquement avec leurs congénères du côté opposé (muscles moteurs de l'œil, muscles thoraciques respiratoires), et n'est-il pas rationnel de penser qu'il doit en être de même pour les muscles laryngés?

Mais il est une troisième objection formulée dans le même travail critique, qui nous paraît avoir plus de valeur encore que les précédentes. Il nous semble vraiment que là les auteurs anglais ont trouvé le défaut de la cuirasse de leurs adversaires.

Remarquons que, dans les deux observations de Garel, il est dit en toutes lettres que la corde paralysée était *en position cadavérique*, ce qui semble impliquer que l'action de l'abducteur était aussi annihilée que celle des adducteurs.

Déjerine parle aussi, à propos de ses deux malades, de position cadavérique. Dans sa seconde observation, il nous dit d'abord que la corde paralysée exécutait de très faibles mouvements d'abduction et d'adduction, puis il ajoute que, pendant la respiration, elle ne dépassait pas la position cadavérique. On ne peut dire plus clairement que l'action de l'abducteur était nulle. Or, comment concevoir une lésion du centre laryngé cortical déterminant la paralysie *respiratoire* du larynx en même temps que sa paralysie *phonatoire*? On aura beau répondre que c'est là une critique d'ordre spéculatif. Cette critique repose sur nos connaissances physiologiques les plus élémentaires et en même temps les plus solides. Si les expériences récentes ont abouti à démontrer l'existence d'un centre cortical *phonatoire*, elles n'ont jamais pu établir, en aucun point de cette même écorce cérébrale, l'existence d'un centre laryngé abducteur ou respiratoire. Elles tendent, par suite, à reléguer plus que jamais dans le bulbe le centre de cette fonction d'ordre essentiellement végétatif.

Or, pour notre compte, tout en trouvant cette objection parfaitement fondée, nous inclinons à penser que dans les faits de Garel et de Déjerine, étant donné le soin extrême apporté par ces auteurs à leurs autopsies, la monoplégie laryngée était bien d'origine cérébrale, corticale ou sous-corticale, et que le bulbe était intact ; mais notre sentiment est *qu'ils ont inexactement interprété leur examen laryngoscopique* et, sur ce point, nous sommes heureux de nous rencontrer avec notre distingué collègue Paul Raugé [1], qui dans un article d'une élégante clarté vient de jeter vraiment un jour nouveau sur cette difficile question des paralysies laryngées d'origine cérébrale, où la clinique et l'expérimentation semblaient n'être, en ces

1. A propos de la rareté des paralysies laryngées corticales. — *Archives internationales de laryng.*, 1892, n° 4, p. 185.

temps derniers, rien moins que d'accord. Dans les quatre cas qui précèdent, la corde vocale affectée était-elle vraiment immobilisée en position cadavérique? Là est toute la question. On sait combien cette expression de *position cadavérique* figure souvent mal à propos dans les observations, pour désigner un défaut d'adduction d'une corde vocale. Or, l'expression en question a une portée plus précise, elle signifie : immobilisation de la corde vocale en dedans de la position correspondant à la respiration tranquille, et elle signifie aussi : inertie de cette même corde vocale, tant pour l'abduction inspiratoire que pour l'adduction phonatoire. Il était donc de la plus haute importance de bien déterminer chez les quatre malades dont il s'agit, si, dans les inspirations et surtout dans les inspirations forcées, la corde saine était seule à se porter en dehors. Le silence de nos collègues sur ce point nous porte à croire qu'ils ont négligé de pratiquer l'examen laryngoscopique pendant la respiration, ou que cet examen présentant des difficultés insurmontables, ils se sont contentés de noter l'immobilité de la corde au moment de la phonation

et qu'en employant ce terme de *position cadavérique* ils ne se sont pas rendu compte, sur
le moment, qu'il impliquait une paralysie abductrice, c'est-à-dire respiratoire, excluant absolument l'hypothèse d'une lésion de l'écorce
cérébrale.

Il n'est pas moins regrettable que l'épreuve
de la faradisation intra-laryngée n'ait pas
été pratiquée, ou n'ait pu être pratiquée sur
ces mêmes malades : la réaction de la corde
paralysée à l'égard de l'électricité eût été un
argument d'un poids énorme en faveur de la
localisation de la lésion dans les régions supérieures aux noyaux bulbaires.

Nous ne voulons pas quitter cette question
des paralysies laryngées d'origine cérébrale
sans aborder un point particulier de leur histoire qui tendrait, au premier abord, à faire
douter de leur existence. Nous voulons parler
de leur rareté réelle ou apparente, contrastant
avec la grande fréquence des cas d'aphasie,
bien que le territoire cérébral, correspondant
à ce dernier symptôme ne soit pas plus considérable que la région représentant le centre
de l'adduction laryngée et n'existe, d'autre part,

à l'inverse de ce dernier, que dans un seul hémisphère. On est donc porté à se demander à quelle circonstance est due cette singulière invulnérabilité. Dans l'article auquel nous avons déjà fait allusion plus haut, Paul Raugé a montré que cette prétendue rareté pourrait bien n'être qu'une illusion. Tandis que l'aphasie, dès sa production, s'accuse par un trouble éclatant, il n'en est pas de même de la suppression de l'adduction d'une corde vocale qui n'entraîne aucune gêne de la respiration et peut ne déterminer qu'une modification imperceptible de la voix, en raison de l'action compensatrice de la corde saine (faits de Déjerine). Ajoutons que, la plupart du temps, il s'agit de malades qui, en raison de leurs lésions cérébrales, parlent peu ou point. Il résulte de là que le trouble apporté à la motilité du larynx est de ceux qui demandent à être systématiquement recherchés et ne peuvent être constatés qu'au moyen du miroir. Il est donc facile de comprendre pourquoi cet examen est si rarement pratiqué en pareille circonstance. Ajoutons qu'il doit être bien souvent, dans l'espèce, d'une exécution extrêmement difficile, par suite de l'impotence et de la déchéance intellectuelle de la plupart des malades. Nous pensons, avec Raugé, que la paralysie laryngée d'origine corticale ou sous-corticale cessera sans doute d'être un phénomène clinique exceptionnel, le jour où, dans les services hospitaliers, on aura adopté le principe d'examiner le larynx de tous les malades atteints de lésions cérébrales et celui des hémiplégiques en particulier.

CHAPITRE VI

PARALYSIES LARYNGÉES HYSTÉRIQUES

Il nous a paru logique de faire figurer ce groupe de paralysies, immédiatement après celles qui dépendent d'une lésion cérébrale. Nous verrons, en effet, en étudiant leurs caractères cliniques, qu'au point de vue de la physiologie pathologique, elles paraissent bien nettement d'origine cérébrale, car, des deux fonctions du larynx, elles n'intéressent que celle qui est soumise à la volonté, c'est-à-dire la phonation.

et encore cette fonction se montre-t-elle alors plutôt morcelée que complètement abolie, en ce sens que, si elle est supprimée dans ses actes volontaires, elle continue de se produire dans certains actes réflexes d'origine manifestement bulbo-spinale.

Cette prédilection de la paralysie laryngée hystérique pour les muscles de la phonation explique comment on emploie couramment, pour la désigner, le terme *aphonie hystérique*.

On sait aujourd'hui, depuis les intéressants travaux de l'école de la Salpêtrière, que l'hystérie se montre sur l'homme beaucoup plus fréquemment qu'on ne l'avait cru jusqu'alors. On s'explique ainsi l'apparition, dans ce sexe, de certaines manifestations paralytiques dont on ne pouvait auparavant comprendre le mécanisme.

L'époque de la puberté et l'âge adulte représentent la période de la vie la plus favorable à l'apparition de cet accident. Cependant, on sait que les manifestations hystériques ne sont pas rares chez les enfants [1]; il en est de même de

1. GILLES DE LA TOURETTE, *Traité de l'hystérie*, p. 49.

l'aphonie. Parmi les vingt malades de Gerhardt[1] figure une fillette de 9 ans.

La paralysie hystérique peut survenir, avec toutes les apparences d'une complète spontanéité; cependant, dans la majorité des cas, son apparition a lieu à l'occasion d'une cause provocatrice; il arrive même souvent que, l'hystérie ne s'étant jusque-là révélée par aucune autre manifestation caractéristique, on voit que la cause occasionnelle et la nature réelle des accidents, en un mot, le fond de la maladie restent méconnus. Or, c'est là une erreur d'interprétation à laquelle il est temps de mettre un terme. Si les observateurs voulaient bien prendre la peine de songer systématiquement à l'hystérie chez tout malade atteint d'une de ces prétendues paralysies réflexes du larynx dont les observations fourmillent dans les recueils de faits cliniques, on se convaincrait que bien souvent cette névrose est dissimulée derrière la scène, mais qu'il suffit de la rechercher pour mettre son influence en évidence, dans la majorité des cas.

1. *Ueber hysterische Stimmbandlähmung.* — *Deutsch. medic. Wochensch.*, 1878, n° 4, p. 40.

Voilà, par exemple, le traumatisme, dont l'influence *provocatrice* sur l'apparition des manifestations de l'hystérie est depuis longtemps établie. L'aphonie est un des accidents le plus fréquemment observés en pareille circonstance. Or, certains auteurs [1], non satisfaits de voir dans le traumatisme une simple cause occasionnelle, ont pensé qu'il était capable d'engendrer à lui seul un ensemble de troubles nerveux *sui generis* et, à côté de la névrose hystérique, ils ont voulu édifier une *névrose traumatique*. Nous voyons cette névrose invoquée dans un récent article de Benno Holz, de Berlin [2], pour expliquer l'apparition de paralysies limitées du larynx chez deux malades traumatisés. Charcot s'est chargé de réfuter cette erreur en élargissant le cadre symptomatique de l'hystérie masculine et en montrant les aspects variés, jusqu'alors non soupçonnés, sous lesquels cette névrose est susceptible de se montrer.

Remarquons, d'ailleurs que, sur l'appareil

1. Oppenheim, Thomsen, Stumpel.
2. *Kehlkopfbefund bei einer traumatischen Neurose*. — in *Berl. klin. Wochenschr.*, 15 août 1892. — *Analys.* in *Archiv. internat. de laryng.*, 1892, n° 5, p. 300.

musculaire du larynx, comme sur les autres groupes musculaires, le traumatisme peut agir de deux façons distinctes, tantôt par le choc imprimé au système nerveux central[1], tantôt par le fait d'une commotion purement locale. Tel est le cas de cette jeune fille observée par Gerhardt[2] qui fut brusquement saisie au cou par un individu, de telle sorte que le pouce de l'agresseur s'enfonça entre le larynx et le muscle sterno-cléido-mastoïdien du côté gauche. Le surlendemain seulement, la jeune fille était aphone et le laryngoscope révélait une paralysie double des cordes vocales, plus complète à gauche. L'auteur fait remarquer d'ailleurs que, dans ce fait, la frayeur a peut-être joué un rôle prédominant.

Les émotions morales, et tout particulièrement la frayeur, méritent effectivement d'être comptées parmi les causes occasionnelles de

---

1. Le traumatisme peut être chirurgical. Fletcher Ingals a communiqué à l'*American laryngeal Association* (1890) l'observation de deux jeunes filles qui présentèrent une paralysie de la corde vocale droite en abduction, la première à la suite de l'extraction d'une dent, la seconde à la suite de la résection de l'amygdale de Luschka.

2. *Loc. cit.*

l'aphonie hystérique. De tout temps, on a noté la perte subite de la voix à la suite d'une grande terreur, d'une brusque nouvelle, bonne ou mauvaise, d'un accès de colère, etc., etc. Proust et Tissier[1] sont parvenus à provoquer artificiellement l'aphonie paralytique chez une de leurs malades sujette à de grandes attaques, en lui suggérant qu'elle ne pouvait plus émettre un son, tout en conservant le langage chuchoté. L'examen laryngoscopique révéla une paralysie du muscle ary-aryténoïdien. Chez d'autres malades, le point de départ de l'accident consiste en une lésion locale, affectant le larynx ou son voisinage.

Gerhardt a vu l'aphonie nerveuse se produire à la suite d'un refroidissement ayant d'abord occasionné un catarrhe laryngé qui ne tarda pas à se dissiper, faisant place à une paralysie vocale. Nous avons nous-même observé plusieurs exemples d'aphonie hystérique, débutant dans le cours de laryngites aiguës, au niveau des muscles thyro-aryténoïdien interne et ary-aryténoïdien (les plus voisins de la mu-

---

1. *Ann. des maladies de l'oreille et du larynx*, mai 1890.

queuse). Nous sommes donc porté à croire cette pathogénie assez fréquente.

Le même auteur a noté l'apparition de la paralysie à la suite d'une angine phlegmoneuse, d'une pneumonie.

Dans d'autres cas, l'aphonie est non seulement provoquée, mais encore entretenue par une lésion de voisinage : tel est le fait des aphonies que l'on voit disparaître à la suite de l'extirpation d'amygdales hypertrophiées, de végétations adénoïdes, de polypes des fosses nasales.

Nous n'hésitons pas non plus à rapporter à l'hystérie les trois cas de paralysie laryngée transitoire, liés à des irrégularités menstruelles, récemment publiés par Baumgarten [1] et ceux qui ont été notés par Aysaguer [2], dans le cours de la grossesse.

Ainsi que nous l'avons dit à plusieurs reprises, l'aphonie paralytique peut être la première manifestation en date de l'hystérie. Elle peut, au contraire, succéder de loin ou de près

1. *Deutsch med. Wochenschr.*, 1892, p. 190, n° 9.
2. Paralysie bilat. des muscles *crico-aryt. post.* pendant la grossesse, etc. — *Union méd.*, n° 46, 31 mars 1885.

à d'autres accidents de même nature ; elle peut, par exemple, se montrer immédiatement après une grande attaque ou à la suite d'une attaque de spasme de la glotte (Gerhardt).

Très souvent, la paralysie du mouvement coexiste avec une diminution ou une abolition de la sensibilité de la muqueuse du larynx, notamment au niveau de l'épiglotte et du vestibule de l'organe. Cette coïncidence symptomatique est même un des cachets de cette variété de paralysie laryngée. Une seule fois, Gerhardt a noté de l'hyperesthésie pharyngolaryngée.

Dans l'immense majorité des cas, ainsi que nous y avons insisté dès le début de ce chapitre, la paralysie frappe le groupe musculaire adducteur. La malade est complètement aphone, mais le langage chuchoté persiste chez elle, ce qui distingue nettement cet état du mutisme hystérique caractérisé par la suppression de l'articulation verbale. Mais ce qui est tout à fait remarquable et ce qui est bien fait pour établir, comme nous le montrions plus haut, l'origine corticale de cet accident, c'est que l'émission des sons vocaux, devenue impossible sous l'influence de la volonté, reparaît dans l'accomplissement de certains actes involontaires (cri de frayeur ou de douleur, toux, éternûment, etc.); deux des malades de Gerhardt retrouvaient la voix pour chanter une chanson, mais, quand elles essayaient d'en déclamer les paroles, elles ne pouvaient que les chuchoter. Une troisième, aphone, à l'état de veille, rêvait à haute voix.

L'examen laryngoscopique révèle souvent une paralysie bilatérale de la totalité des adducteurs (fig. XI). Les deux cordes et les aryténoïdes se montrent largement écartés et ne se rapprochent que peu ou point, pendant les efforts de phonation [1]. Il est rare que la paralysie soit complètement unilatérale, mais il est, au contraire, assez fréquent qu'elle soit plus marquée sur une moitié de l'organe. Il est fréquent aussi qu'elle soit limitée à certains muscles. Deux muscles offrent, sous ce rapport, une vulnérabilité toute spéciale que l'on a

1. Gottstein a signalé la tendance des fausses cordes à se rapprocher alors d'une façon compensatrice, en sorte qu'elles masquent les cordes vraies et peuvent paraître hypertrophiées.

cherché à expliquer par leur situation superficielle qui les expose plus que les autres à être
impressionnés par les états inflammatoires de
la muqueuse : ce sont l'ary-aryténoïdien et le
faisceau interne du thyro-aryténoïdien. Remarquons, d'ailleurs, que ce dernier joue dans la
phonation un rôle tout particulièrement actif,
qui l'expose spécialement à éprouver les effets
de fatigues phonatoires excessives. Or, nous
savons que ces diverses circonstances : catarrhe
laryngé, excès vocaux, peuvent être la cause
déterminante de l'aphonie hystérique.

Quand la paralysie est limitée aux thyro-
aryténoïdiens internes, l'image laryngoscopique
est typique pendant les efforts de la phonation :
on voit alors les aryténoïdes se rapprocher,
tandis que les cordes vocales paraissent comme
amincies, relâchées et sont séparées par un
intervalle elliptique allongé, résultant de la
concavité de leur bord libre (fig. XIII). Si le
muscle ary-aryténoïdien seul est touché, les
deux cordes peuvent s'adosser, tandis que les
cartilages aryténoïdes sont séparés par un intervalle triangulaire (fig. XII). Enfin, il est une
autre image laryngoscopique assez fréquem-

ment observée chez les hystériques aphones et résultant de la paralysie simultanée des muscles précédents. Il existe alors un intervalle triangulaire entre les aryténoïdes, un intervalle elliptique entre les cordes et ces deux intervalles sont séparés par un détroit correspondant aux apophyses vocales (fig. XV). La conservation de l'excitabilité électrique par les muscles affectés est encore une particularité de la variété de paralysie dont nous nous occupons, particularité qui plaide également en faveur de son origine cérébrale. Dans la majorité des cas, l'introduction d'une électrode faradique dans la cavité laryngée, pendant que l'autre est appliquée au-devant du cou, détermine le rapprochement énergique des cordes naguère immobilisées en abduction.

Un autre trait caractéristique de ces paralysies, c'est leur allure capricieuse et fugace. Survenues brusquement, parfois sans cause déterminante appréciable, elles peuvent disparaître de même ou s'évanouir sous l'influence d'une circonstance analogue (émotion, traumatisme) à celle qui en avait provoqué l'apparition. Souvent, malheureusement, cette fugacité est fâcheusement compensée par leur tendance désespérante aux récidives. Gerhardt insiste, d'autre part, sur la facilité avec laquelle la paralysie passe, chez certaines malades, d'un muscle à un autre, en sorte que l'image laryngoscopique se modifie complètement d'un jour à l'autre. Il est enfin à remarquer que l'aphonie en disparaissant peut faire place à d'autres manifestations hystériques et que la malade n'a guère, en somme, à gagner au change.

A l'inverse des cas précédents, l'aphonie hystérique persiste parfois indéfiniment, sans se montrer influencée par aucun des moyens qu'on dirige contre elle et notamment par les divers modes d'électrisation. Il est rationnel d'admettre, qu'en pareil cas, la paralysie des muscles adducteurs s'est compliquée de contracture des antagonistes.

CHAPITRE VII

MYOPATHIES LARYNGÉES D'ORIGINE NERVEUSE

Nous ouvrons ici un chapitre neuf, mais fort mal connu encore, de la pathologie nerveuse du larynx. La mention d'*origine nerveuse* qui seule justifie un pareil sujet, au milieu d'une étude consacrée aux névropathies laryngées, élimine d'emblée de cette étude les myopathies primitives, telles que les myosites syphilitiques, gommeuses ou non, les altérations musculaires observées dans les maladies infectieuses et aussi celles beaucoup plus légères, mais aussi plus fréquentes, qui se développent dans le cours des catarrhes laryngés, aigus ou chroniques, avec une prédilection marquée pour certains muscles qui semblent spécialement prédisposés à cette complication par leur situation superficielle (ary-aryténoïdien, faisceau interne du muscle thyro-aryténoïdien interne). Au larynx comme sur les autres points du corps, la myopathie peut être consécutive à une névrite périphérique ou à une affection bulbo-spinale. Nous allons nous occuper successivement de ces deux variétés.

a. — **Myopathies par névrite périphérique.**

Le type le mieux connu de ce groupe est celui que l'on observe à la suite des compressions récurrentielles prolongées. On voit, en pareil cas, la corde paralysée en position cadavérique, qui au début ne trahissait son atteinte que par le fait de son immobilité, s'altérer, au bout d'un temps variable (en général, plusieurs mois), dans son aspect. Elle perd sa couleur nacrée, se ride, se ratatine; son bord devient concave et son volume se montre notablement inférieur à celui de sa congénère.

Telle est la conséquence d'une paralysie récurrentielle totale. Dans les cas, au contraire, où, par le fait d'une compression incomplète du tronc nerveux, la paralysie n'avait porté que sur le système musculaire abducteur, Semon a constamment observé dans ses autopsies que la dégénérescence graisseuse était limitée à ces derniers muscles, ou prédominait à leur niveau. Nous avons vu d'ailleurs plus haut que cet auteur avait tiré de cette intéressante constatation un argument puissant contre l'hypothèse de Krause tendant à expliquer, par un spasme primitif de l'ensemble des muscles innervés par le récurrent, l'immobilité de la corde vocale en adduction.

A côté des cas de myopathies consécutives aux compressions récurrentielles, il y a lieu de décrire celles qui dépendent des névrites diffuses et, ici comme ailleurs, le type le plus net nous en est fourni par l'intoxication saturnine. Dans le deuxième des faits d'Otto Seifert, mentionnés plus haut, où l'on avait constaté pendant la vie une immobilité de la corde gauche en adduction, on trouva à l'autopsie le crico-aryténoïdien postérieur de ce côté « très pâle, mince, et atrophié ». Les mêmes altérations furent notées, mais à un bien moindre degré, sur l'abducteur du côté opposé.

b. — **Myopathies d'origine bulbaire.**

Il eût été intéressant de savoir si les affections médullaires (téphro-myélites) à tendance primitivement amyotrophique, quand elles se propagent aux noyaux bulbaires, commandant l'appareil musculaire du larynx, y déterminent aussi constamment qu'au niveau des autres parties du corps l'atrophie rapide et initiale, si caractéristique de leur évolution clinique. Malheureusement le petit nombre des observations et surtout des examens laryngoscopiques *complets* dont nous disposons, relativement aux faits de cet ordre, ne nous permettent pas d'affirmer le fait, si plausible qu'il soit. Nous n'avons pas besoin d'ajouter d'ailleurs que la constatation d'une atrophie musculaire est autrement difficile au larynx, qu'au tronc ou aux membres.

Chez un jeune étudiant observé par nous, cette année même, et qui présentait, depuis sa plus tendre enfance, un enrouement pour lequel nous le priâmes de se soumettre à notre examen, nous constatâmes une diminution de la motilité adductrice et surtout de la faculté de tension de la corde droite : son bord était curviligne, son volume inférieur à celui de sa congénère et sa couleur sombre. Il existait donc chez ce jeune homme une atrophie manifeste, intéressant au moins le muscle thyro-aryténoïdien interne, et dont nous ne pûmes découvrir l'origine, l'examen du cou et du médiastin ayant été négatif et le sujet n'ayant jamais eu auparavant d'affection laryngée aiguë (diphtérie, par exemple). Si cette atrophie avait coïncidé avec l'atrophie d'autres groupes musculaires, nous aurions été autorisé à admettre une téphro-myélite de l'enfance; mais aussi limitée, l'atrophie n'autorisait pas un pareil diagnostic. Quelque vague que soit ce fait, nous avons cru devoir le consigner ici, dans l'espoir de provoquer d'autres publications semblables.

Ajoutons, en terminant, que la constatation de Semon, d'une dégénérescence graisseuse prédominant sur les muscles abducteurs, en cas de paralysie des cordes vocales en adduction, s'applique également aux cas où cette paralysie dépend d'une lésion bulbaire (tabes).

CHAPITRE VIII

DIAGNOSTIC ET SÉMÉIOLOGIE DES PARALYSIES LARYNGÉES

On peut dire du diagnostic des paralysies du larynx qu'il date de la laryngoscopie, et, comme d'un pareil diagnostic découle bien souvent un pronostic n'intéressant plus seulement la voix, mais l'existence même du malade, on ne saurait vraiment éprouver trop d'admiration pour cet instrument si simple qui, à un simple coup d'œil, permet, suivant les cas, de soupçonner ici un anévrysme aortique, là un début de tabes, alors que nulle autre manifestation symptomatique n'avait encore éveillé l'attention vers l'une ou l'autre de ces graves affections.

La paralysie laryngée s'exprime dans le miroir laryngé par une diminution ou une abolition de la mobilité des deux cordes vocales ou de l'une d'elles. Suivant que cette paralysie sera partielle ou totale, complète ou incomplète, unilatérale ou bilatérale, qu'elle affectera l'adduction ou l'abduction, immobilisant la corde dans telle ou telle attitude, l'affection méritera une étiquette différente d'où découlera un pronostic particulier.

Mais avant tout, cela va sans dire, l'examen laryngoscopique doit établir, en présence de l'immobilité d'une corde vocale, qu'il y a bien *paralysie*, c'est-à-dire défaut d'influx nerveux sur les muscles, et non obstacle mécanique à la motilité de la corde vocale. On ne peut donc prononcer avec certitude le mot *paralysie* que si la région de l'articulation crico-aryténoïdienne se montre exempte de tuméfaction ou d'infiltration. Ces lésions s'accompagnent d'ailleurs constamment d'une déformation des parties qui ne saurait passer inaperçue; en sorte qu'une immobilisation mécanique de l'articulation en question, consécutive à une arthrite aiguë, à une ankylose, ou à une infiltration de voisinage est en général facilement reconnue. Où l'on peut en revanche éprouver des difficultés d'interprétation, c'est quand il y a coïncidence de phénomènes paralytiques avec des lésions de tissu, au niveau des cordes et des aryténoïdes, ainsi qu'on l'observe chez les phtisiques atteints de paralysie récurrentielle par le fait de la compression d'un récurrent par des masses ganglionnaires caséeuses péritrachéo-laryngées [1]. Le problème pathologique peut offrir, dans ces conditions, des difficultés insurmontables et la solution n'en être donnée qu'à l'autopsie.

Mais écartons ces faits exceptionnels. Si nous nous en tenons provisoirement aux données habituelles de la clinique, nous pouvons dire que les *images laryngées paralytiques* les plus fréquemment offertes à notre observation sont au nombre de trois :

1° L'immobilité des deux cordes vocales en abduction (paralysie bilatérale des adducteurs);

2° L'immobilité d'une corde vocale en position cadavérique (paralysie récurrentielle unilatérale);

3° L'immobilité des deux cordes vocales en adduction (paralysie bilatérale des abducteurs).

Nous pensons que personne ne nous contredira si nous avançons que ce sont là les don-

1. Faits de Gouguenheim cité plus haut.

nées quotidiennes de la pratique laryngologique.
Examinons-les donc successivement, après quoi
nous passerons aux images moins fréquentes
ou exceptionnelles.

a. — **Paralysie bilatérale des adducteurs.**

C'est là l'image-type de la paralysie hystérique;
mais, comme elle appartient aussi à la paralysie diphtérique, on songera d'abord à cette dernière variété, généralement facile à diagnostiquer (pourvu qu'on songe à elle), grâce aux
commémoratifs et à la coexistence d'autres paralysies tout à fait caractéristiques dans l'espèce,
(voile du palais). L'hypothèse *diphtérie* une fois
éliminée, on acquerra de grandes présomptions
en faveur de la nature hystérique de l'accident,
d'après son mode de début généralement brusque et des circonstances qui en ont déterminé
l'apparition. On questionnera ensuite le malade
sur ses antécédents; on recherchera chez lui,
en cas de doute, les diverses manifestations
caractéristiques de l'hystérie (zones d'anesthésie, diminution concentrique du champ visuel),
et, dans le cas où cette investigation serait né-

gative, on se souviendrait que l'aphonie paralytique peut être la première et rester la seule
manifestation de la névrose en question.

b. — Paralysie récurrentielle unilatérale.

Dans la très grande majorité des cas, ce type
est la conséquence d'une compression exercée
par une cause pathologique quelconque sur
l'un des récurrents ou sur le nerf vague. Cette
cause compressive devra être activement re-
cherchée, d'abord à la région cervicale, où sa
découverte ne présentera généralement pas de
difficultés. L'exploration de l'œsophage avec la
sonde ne sera pas omise. Si l'investigation cervicale et œsophagienne est négative, il faut
songer au médiastin, et tout particulièrement
à l'aorte, dans le cas où la paralysie siège à
gauche. Mais là nos moyens d'investigation
sont bien moins sûrs qu'à la région cervicale.
On ne devra donc pas perdre de vue que, pour
les tumeurs du médiastin et les anévrysmes
aortiques, la latence est loin d'être exception-
nelle; en sorte que, si l'absence de toute autre
manifestation nerveuse permet d'éliminer l'hy-

pothèse d'une lésion bulbaire, on devra garder la conviction que l'on a affaire à une lésion intéressant le récurrent, lésion encore inaccessible à nos moyens d'exploration, mais qui pourra d'un jour à l'autre devenir *diagnostiquable* par le fait des progrès de son évolution. Dans ces circonstances, l'administration de l'iodure de potassium, à titre d'essai, pourra parfois trancher la question en amenant la guérison d'une syphilis ignorée (gomme ou autre lésion spécifique) et de la paralysie qui en était la conséquence. On ne devra donc pas négliger cette ressource dans les cas douteux et embarrassants.

Il est encore une hypothèse admissible, en présence des signes d'une paralysie récurrentielle, ne s'expliquant par aucune cause de compression, à la suite d'une exploration du cou et de la poitrine, c'est celle d'une névrite périphérique *à frigore*. Cette hypothèse serait vraisemblable si la paralysie était survenue brusquement, à la suite d'un refroidissement, si les muscles paralysés ne réagissaient pas pendant la faradisation (ce qui éliminerait l'hystérie), et si surtout on obtenait progressivement sa disparition par des séances répétées d'électrisation (ce qui éliminerait la supposition d'une cause compressive latente).

Les faits de paralysie laryngée d'origine cérébrale (à siège cortical ou sous-cortical) sont encore si rares et si hypothétiques qu'il paraîtra peut-être prématuré d'en parler ici. Disons seulement que l'on serait autorisé à présumer cette localisation, en présence d'un malade offrant des signes avérés de lésions encéphaliques (tumeurs, foyers hémorragiques ou de ramollissement), ou prédisposé à de pareils accidents, soit par une syphilis reconnue, soit par des lésions cardio-vasculaires (endocardite infectieuse, athérome, etc.), dans le cas où l'on constaterait une paralysie limitée aux mouvements d'adduction phonatoire et laissant libres les mouvements d'abduction respiratoire. La constatation de la conservation des mouvements réflexes et de la réaction des muscles paralysés à l'égard de la faradisation constituerait un argument de plus en faveur de la localisation de la lésion au-dessus des noyaux bulbaires.

c. — Paralysie bilatérale des abducteurs.

Ici nous sommes en présence de deux causes de fréquence à peu près égale, et entre lesquelles il faudra opter : compression récurrentielle périphérique ou lésion bulbaire, et, dans ce dernier cas, quatre-vingt-dix-neuf fois sur cent, tabes. Il est donc indiqué, alors comme tout à l'heure, de pratiquer un examen minutieux du cou et du médiastin. Cet examen est-il négatif, la balance doit commencer à pencher du côté de l'hypothèse bulbaire. On se souviendrait alors que les lésions initiales du tabes peuvent avoir, pendant plusieurs mois, comme unique expression symptomatique, une simple parésie abductrice des cordes vocales, une légère diplopie, une diminution du réflexe rotulien, etc., et l'on rechercherait avec le plus grand soin ces différents signes. Nous ne saurions mieux faire que de rappeler à ce propos l'observation communiquée par nous en 1887 à la Société clinique de Paris. Le malade en question éprouvait une dyspnée légère, qui s'expliquait à l'examen laryngoscopique par un défaut d'abduction des cordes vocales. Nous songeâmes aussitôt au tabes, et le diagnostic, confirmé d'ailleurs par l'évolution ultérieure de la maladie, ne fit plus de doute pour nous quand nous eûmes constaté une diminution très nette du réflexe rotulien.

d. — Autres types paralytiques.

Occupons-nous maintenant de quelques autres images laryngées que leur rareté ne doit pas nous faire négliger, en raison des difficultés d'interprétation qu'elles peuvent présenter.

Au lieu d'être bilatérale, la paralysie abductrice peut être unilatérale. Cela ne change pas grand'chose au problème précédent, cette lésion pouvant dépendre d'une compression récurrentielle, avec destruction incomplète du nerf, ou d'une lésion bulbaire. Ici comme là, ce sera la constatation d'autres manifestations bulbaires, ou, au contraire, la découverte d'une cause compressive au cou ou dans le médiastin, qui tranchera la question dans un sens ou dans un autre.

Il est plus rare de rencontrer la bilatéralité.

en cas de paralysie récurrentielle totale, c'est-
à-dire la position cadavérique des deux cordes
vocales. Ce phénomène clinique peut être réalisé par une compression simultanée des deux
récurrents (tumeur du corps thyroïde, cancer
œsophagien, présence simultanée de plusieurs
tumeurs anévrysmales à la base du cou ou d'un
seul anévrysme aortique volumineux[1], engorgements ganglionnaires multiples).

Ces diverses causes écartées à la suite d'un
examen minutieux, s'il existait, conjointement
aux symptômes laryngés, d'autres manifestations paralytiques dans le territoire de l'hypoglosse et du facial, on se trouverait ramené à
l'hypothèse d'une lésion bulbaire ou péribul-
baire (pachyméningite syphilitique péribul-
baire, par exemple).

La coexistence d'une paralysie abductrice
d'un côté avec la position cadavérique de l'autre corde a la même signification clinique que
le cas précédent : elle marque une lésion des
deux récurrents ou des deux nerfs vagues, ou
encore de leurs noyaux d'origine, avec destruc-

---

1. Cas d'Eug. Fraenkel déjà cité.

tion plus complète d'un côté que de l'autre.

La coexistence parfois constatée d'une paralysie récurrentielle totale ou partielle avec une paralysie des muscles sterno-cléido-mastoïdien et trapèze indique une lésion portant sur le tronc du spinal, au-dessus de sa bifurcation[1].

Nous avons vu enfin que la constatation d'une paralysie intéressant tous les muscles d'une moitié du larynx, y compris le crico-thyroïdien, indiquait une lésion atteignant le nerf vague au-dessus de la naissance du laryngé supérieur. Il y a d'ailleurs, en pareil cas, diminution ou perte de la sensibilité dans la moitié correspondante de l'organe.

Entre la naissance du laryngé supérieur et celle du récurrent, les lésions du nerf vague donnent lieu aux mêmes phénomènes que celles du nerf récurrent ; mais on peut voir s'adjoindre alors aux signes de la paralysie récurrentielle des manifestations irritatives[2] (toux, spasme), provenant de l'excitation des fibres centripètes contenues dans le tronc du vague.

La constatation, dans le cours d'une paralysie

1. V. p. 166.
2. V. l'observation de Major, p. 163.

à type récurrentiel, d'une paralysie des muscles sterno-cléido-mastoïdien et trapèze du même côté et de la moitié correspondante du palais indiquerait une lésion du tronc du spinal au-dessus de sa bifurcation, tandis que la coexistence de la seule paralysie palatine avec la paralysie de la corde vocale devrait faire songer à une lésion de la branche interne du spinal ou du vague, entre son anastomose avec le spinal et la naissance du rameau pharyngien.

Nous arrivons enfin à l'interprétation des images laryngées, où l'on voit la paralysie limitée non plus à un groupe musculaire, mais à l'un des muscles adducteurs ou tenseurs des cordes en particulier.

Nous ne nous arrêterons pas longuement à la paralysie isolée du muscle crico-thyroïdien, étant donnée sa grande rareté. Elle sera reconnue à un certain nombre de signes (défaut de tension de la corde vocale correspondante, dont le bord libre se montre, au laryngoscope, concave ou flexueux, restauration ou amélioration de la voix par le soulèvement artificiel du cricoïde vers le thyroïde). Jusqu'ici cette paralysie n'a guère été observée qu'à la suite de refroidissements du cou, ayant apparemment provoqué une névrite du laryngé supérieur (cas de Major, de R. Heymann), ou consécutivement à un traumatisme (cas de Neuman de Budapest)[1].

Il est deux autres muscles laryngés que leur situation superficielle expose plus que les autres à être atteints individuellement, et dont la paralysie isolée peut être, pour la même raison, mieux étudiée par nous. Il s'agit du muscle aryténoïdien et du thyro-aryténoïdien interne. La paralysie isolée de ces muscles peut se montrer consécutivement à l'infection diphtérique. C'est donc là une première cause qu'il sera facile de découvrir par les commémoratifs et la coexistence d'autres paralysies (voile du palais).

En dehors de ce cas particulier, l'interprétation des faits en question n'est pas sans présenter des difficultés sérieuses. Il paraît en effet bien établi que le thyro-aryténoïdien interne, dont l'action est si intimement liée au fonctionnement de la corde vocale, peut être frappé d'un certain degré d'inertie à la suite d'efforts vocaux exagérés. D'autre part

1. *Berl. klin Wochenschr.*, 9 février 1890.

ce même muscle et l'ary-aryténoïdien montrent une certaine propension à souffrir dans leur fonctionnement, consécutivement à des inflammations prolongées de la muqueuse qui les recouvre presque immédiatement. C'est là une étiologie qui paraît aujourd'hui bien établie, mais qu'on ne devra admettre qu'après une observation attentive de l'état général et du système nerveux du malade. Nous avons vu en effet précédemment que bien souvent, chez les sujets nerveux, ainsi que chez les femmes chlorotiques et névropathes, ces causes locales n'étaient qu'occasionnelles et qu'en réalité l'hystérie dominait la scène. Ces considérations ne sont pas d'ordre purement spéculatif et nous verrons bientôt que ce n'est qu'après une analyse minutieuse des éléments étiologiques de ces cas complexes que l'on peut arriver à instituer un traitement approprié à chacun d'eux.

Nous ne voulons pas quitter ce sujet sans rappeler ici la signification attribuée par quelques auteurs[1] à certaines parésies laryngées

----

1. GOUGUENHEIM et TISSIER, *Phtisie laryngée*, p. 177.

portant sur les adducteurs, avec ou sans complication catarrhale de la muqueuse, sur certains
individus d'une constitution chétive, comptant
des antécédents tuberculeux. Souvent on verrait
ces manifestations parétiques précéder de plusieurs mois, ou de plusieurs années, l'explosion
d'accidents tuberculeux dans le larynx.

CHAPITRE IX

TRAITEMENT GÉNÉRAL DES PARALYSIES LARYNGÉES

Parmi les nombreuses variétés de paralysies
laryngées que nous venons de passer en revue,
il en est malheureusement un grand nombre
contre lesquelles nos ressources thérapeutiques nous laissent complètement désarmés.
Tel est le cas des malades porteurs d'un
cancer de l'œsophage, d'un anévrysme aortique, de lésions tabétiques. Pour ces deux
derniers facteurs étiologiques pourtant, il y a

peut-être lieu de faire une légère restriction. Nous pensons que toutes les paralysies récurrentielles d'origine aortique ne sont pas causées fatalement par une dilatation anévrysmale de ce vaisseau. Les rapports si intimes qui l'unissent au récurrent gauche permettent de supposer que de simples lésions inflammatoires péri-aortiques (que nous savons aujourd'hui reconnaître et que nous pouvons combattre avec efficacité par le repos, la révulsion extérieure et la médication iodurée) sont susceptibles d'intéresser la motilité de la corde vocale de ce côté.

Pour ce qui est du tabes, Fournier a montré quel rôle considérable jouait la syphilis dans son étiologie. C'est donc un devoir de tirer parti de la précocité du diagnostic, dont nous sommes souvent redevables dans l'espèce au miroir laryngé, pour instituer sans retard la médication mixte, avec toute l'énergie possible, avant de désespérer complètement du salut du malade.

Toutes les fois que la paralysie laryngée dépendra d'une compression justiciable d'une intervention opératoire (tumeur cervicale opérable), il va sans dire que ce sera là le seul mode rationnel de traitement, mais qu'on ne pourra toutefois en obtenir le résultat désiré que si la compression du nerf n'a pas eu le temps d'y produire une altération indélébile de ses éléments.

Dans le larynx, comme ailleurs, les paralysies diphtéritiques réclament la médication tonique et l'électrisation dont nous allons décrire les divers modes d'exécution à propos des paralysies hystériques.

Ces dernières présentent, au point de vue de la curabilité, les plus grandes variétés. Il suffit parfois de pratiquer un badigeonnage, une insufflation intra-laryngée ou même simplement d'appliquer le miroir au fond de la gorge et de solliciter la malade à émettre un son pour obtenir, le plus souvent par suggestion, le retour immédiat et définitif de la voix. Ces cas sont malheureusement exceptionnels et l'on sera généralement obligé d'avoir recours à l'électrisation pour obtenir la guérison de l'aphonie. Ce mode de traitement sera appliqué sous forme de séances de faradisation autant que possible suivies de séances de galvanisation, par la méthode extra ou intra-laryngée. Dans le premier cas, les réophores sont appliqués de chaque côté du cartilage thyroïde, si la paralysie est bilatérale; si, au contraire, elle est limitée à une moitié de l'organe, l'un des réophores est appliqué sur la lame correspondante du thyroïde et l'autre à la région cervicale de la colonne vertébrale. Dans le second cas, l'un des réophores étant fixé au devant du larynx, l'autre est introduit, sous le contrôle du miroir, dans la cavité laryngée sous forme d'un stylet en cuivre recourbé, enveloppé d'un manchon de caoutchouc qui l'isole jusqu'à son extrémité renflée et arrondie en forme de bouton. Ce dernier est entouré d'un peu d'ouate hydrophile humectée au dernier moment. Un ressort annexé au manche permet d'établir ou d'interrompre la communication avec la batterie. On ne laisse passer le courant que quand le stylet a été introduit dans le larynx.

Il y aura avantage, en cas de paralysie limitée à certains muscles, à appliquer le bouton du réophore sur tel ou tel point de la cavité laryngée (sur la paroi postérieure, en cas de paralysie de l'ary-aryténoïdien, sur

les cordes en cas de paralysie des thyro-aryténoïdiens). Ziemssen a fait construire une électrode double qui supprime l'emploi du réophore
extérieur. Généralement le passage du courant
est marqué par un retour immédiat de la voix,
mais ce rétablissement de la phonation n'est
le plus souvent que transitoire et disparaît,
soit immédiatement après la séance, soit seulement quelque temps après. Cette dernière
circonstance est de bon augure pour la guérison. Gottstein conseille les exercices de vocalisation dans l'intervalle des séances.

Si les malades présentent des signes marqués
d'anémie, de chlorose, on trouvera avantage à
adjoindre à l'électrisation la médication
tonique, le fer, l'hydrothérapie. Souvent l'impression causée par l'eau froide provoque chez
les malades des cris aigus qui peuvent être le
point de départ du retour définitif de la voix.

Dans certains cas rebelles, il faudra songer
à d'autres moyens : à la compression bilatérale
du larynx par la méthode d'Olliver, à la compression ovarienne (Jonquières), à la strych-
nine, au changement d'air (Gottstein), à la
suggestion (Schnitzler).

Il est de toute évidence que, si l'inertie des cordes vocales coexiste avec des lésions catarrhales de l'organe, celles-ci réclament une médication locale appropriée (badigeonnages, insufflations astringentes).

Enfin, tout en traitant les malades au point de vue de l'hystérie, il y aurait lieu de rechercher, dans les formes tenaces, si la persistance de la paralysie ne tient pas à quelque lésion voisine ou éloignée, agissant par une sorte de mécanisme réflexe. C'est ainsi que l'on pourra voir certaines aphonies, traitées jusque-là sans succès par l'électrisation, céder à la suite de l'ablation d'amygdales volumineuses, de la cautérisation d'hypertrophies nasales, du rétablissement de la fonction menstruelle interrompue, etc., etc.

TROISIÈME PARTIE

DYSKINÉSIES LARYNGÉES
INCOORDINATION DES MOUVEMENTS
DES CORDES VOCALES

Nous rangeons, dans cette troisième catégorie de troubles de la motilité du larynx, des
faits forcément très disparates, tant au point
de vue des troubles fonctionnels auxquels ils
donnent lieu, qu'au point de vue des aspects
laryngoscopiques par lesquels ils se traduisent
objectivement, mais ayant comme caractère
commun des contractions musculaires qui
ne se produisent qu'à l'occasion d'un mouvement voulu, mais ne répondent pas à ce mouvement, soit qu'elles le contrarient, soit qu'elles
en dépassent le but.

Ces troubles peuvent se montrer sous l'influence de causes extrêmement diverses.

Ils peuvent constituer un phénomène réflexe, résultant d'une lésion située en dehors du larynx, ou un désordre purement fonctionnel indépendant de toute lésion; ou bien ils se montrent dans le cours d'affections générales du système nerveux à lésions connues ou inconnues; caractérisées cliniquement par des anomalies de la contraction musculaire dont l'extension à la musculature du larynx constitue un simple cas particulier du désordre général de la motilité.

Nous aurons donc à étudier successivement : 1° les dyskinésies laryngées réflexes; 2° les névroses laryngées dyskinésiques, subdivisables en phonatoires et respiratoires; 3° les dyskinésies laryngées dépendant de certains états pathologiques du système nerveux général, les uns n'ayant pas de lésions connues (chorée, paralysie agitante); les autres non moins caractérisés par leurs lésions centrales que par leurs manifestations symptomatiques (tabes, sclérose en plaques).

CHAPITRE PREMIER

DYSKINÉSIES LARYNGÉES RÉFLEXES

Nous avons vu précédemment[1] qu'une tumeur comprimant l'un des nerfs vagues pouvait déterminer des mouvements convulsifs des deux cordes vocales, appréciables au laryngoscope.

Le même réflexe peut avoir son départ en dehors de la sphère des nerfs pneumo-gastriques. Ainsi Furundarena-Labat[2] a vu des mouvements convulsifs cloniques des cordes vocales, coïncidant avec une hypertrophie de la muqueuse nasale, disparaître à la suite de la cautérisation ignée des cornets hypertrophiés.

Oppenheim (cité par Gottstein) aurait observé, chez un sujet atteint de méningite cérébro-spinale épidémique, des secousses convulsives,

1. P. 163.
2. *El Siglo medico*, 15 février 1891.

au niveau de la région inférieure de la face, du voile du palais et des cordes vocales.

Il nous semble inutile de multiplier ces exemples : en somme, il est rationnel d'admettre que ces phénomènes convulsifs, si on les recherchait systématiquement par l'examen laryngoscopique, se rencontreraient dans les circonstances si nombreuses et si variées où nous avons vu se produire la toux et le spasme glottique d'origine réflexe.

NÉVROSE DYSKINÉSIQUE LARYNGÉE
PHONATOIRE

Ce qui caractérise cette forme, c'est qu'ici le désordre musculaire ne se produit qu'à l'occasion des tentatives de phonation.

Ce désordre se montre lui-même sous plusieurs aspects.

Dans une première forme, que nous pourrions dénommer forme *incoordonnée*, le malade n'est pas maître de la tonalité des sons qu'il émet dans la conversation. Le trouble phonatoire offre alors la plus grande analogie avec celui qui caractérise la mue de la voix chez les jeunes garçons, au moment de la puberté. Une phrase commencée sur une note de moyenne tonalité est entrecoupée de notes suraiguës comme en atteignent difficilement les sopranos, puis la voix descend brusquement aux tons les plus graves, pour remonter tout aussitôt tout en haut de l'échelle vocale, en sorte que, dans l'espace de temps exigé pour l'émission d'une simple phrase, la voix passe par les limites les plus extrêmes de la gamme. Dans les conditions normales, ce trouble singulier de la voix qui accompagne le développement du larynx chez le jeune homme ne persiste guère au delà de quelques mois. Au contraire, chez les sujets auxquels nous faisons allusion, il persiste toute la vie, sans que cette persistance s'explique par quelque anomalie du système nerveux, et il constitue moins un état pathologique qu'une particularité phonatoire plus ou moins disgracieuse de l'individu. C'est probablement pour cette raison qu'il n'a pas été jusqu'ici, que nous sachions, l'objet d'une description spéciale dans les traités de laryngologie.

Dans les cas de ce genre où nous avons eu l'occasion de pratiquer l'examen laryngoscopique, les cordes vocales ne nous ont d'ailleurs présenté aucune particularité dans leur aspect ni dans leur motilité.

La deuxième forme dont nous avons à nous occuper maintenant est caractérisée par la production d'un spasme glottique à toute tentative phonatoire. Nous devons à Traube la première mention de cette variété qui fut plus complètement analysée par Schnitzler, en 1875, et reçut de lui la dénomination d'*aphonia spastica* généralement usitée en Allemagne. Pourtant, jusqu'ici, les observations cliniques de cette névrose sont restées peu nombreuses et nous connaissons mal les circonstances étiologiques qui président à son développement. On a incriminé un peu théoriquement d'ailleurs l'hystérie et la neurasthénie qui n'ont pu toujours être mises en évidence dans les antécédents des malades. Dans certains cas, la profession (chanteurs, prédicateurs) ou des fatigues vocales accidentelles ont paru constituer la cause première de la maladie.

Voici sous quels traits l'affection se présente :

Si l'on demande au sujet de prononcer un

mot, d'émettre un son[1], on le voit ouvrir la bouche, puis s'arrêter, incapable de faire entendre aucune parole; dans certaines formes graves, même, le spasme est assez intense et prolongé pour provoquer un commencement de cyanose. L'examen laryngoscopique permet d'analyser le phénomène, en montrant un rapprochement spasmodique des cordes vocales, survenant à chaque tentative que fait le malade pour émettre un son.

Le spasme n'est pas toujours aussi intense. Il peut respecter le muscle aryténoïdien et laisser la glotte respiratoire accessible à l'air, tout en s'opposant à l'action phonatoire des cordes vocales; ou bien il est extrêmement court, mais répété, et consiste en une série de rapprochements rapides des cordes donnant à la parole un caractère saccadé, entrecoupé, tout spécial et produisant parfois la répétition des voyelles, comme dans le bégaiement.

On distinguera facilement cette névrose d'un

1. Dans un cas publié par A. H. Smith (*N. Y. med. Record*, 3 décembre 1887) sous le titre défectueux de chorée laryngée, le spasme se produisait avec prédilection à l'occasion des mots contenant la voyelle o.

autre trouble fonctionnel décrit par B. Fränkel[1] sous le titre de mogiphonie et consistant en une prompte fatigue éprouvée par certains individus dont la profession exige un usage plus ou moins immodéré de la voix (chanteurs, prédicateurs) et qui les met, au bout de peu de temps, dans l'impossibilité d'émettre un seul son, mais seulement *dans la partie professionnelle de leur phonation* (le prédicateur pour prêcher, le chanteur pour chanter, etc.). Ce trouble, qui semble consister en un épuisement spécial et rapide de la contractilité musculaire du larynx, n'a rien à voir avec le spasme glottique. L'examen laryngoscopique révèle un simple relâchement des cordes vocales.

En présence d'une malade qui, sollicitée à parler, ne peut émettre aucun son, on pourrait, au premier abord, songer à du mutisme hystérique, d'autant plus que l'aphonie spasmodique intense peut s'opposer même à la production du langage chuchoté. Mais ici encore le diagnostic sera facilement posé à la suite de l'examen laryngoscopique qui, en cas de mutisme

---

1. *Deutsch. medic. Wochenschr.*, 1887.

névropathique, montrerait les cordes vocales flasques, incapables de se rapprocher.

Les antispasmodiques généraux ne paraissent donner aucun résultat dans le traitement de cette névrose essentiellement locale qui paraît plus justiciable du repos de l'organe suivi d'exercices systématiques de la voix.

NÉVROSE DYSKINÉSIQUE LARYNGÉE
INSPIRATOIRE

Ici la voix resterait complètement normale. Le spasme glottique interviendrait seulement à chaque tentative d'inspiration et alors les cordes vocales, au lieu de s'écarter, se rapprocheraient convulsivement, tantôt venant au contact et causant une gêne grave de la respiration, tantôt prenant une position intermédiaire entre la phonatoire et la cadavérique et donnant lieu à un bruit de cornage inspiratoire. Généralement, le spasme serait inégal en intensité, d'une inspiration à une autre, augmentant sous l'influence des émotions, des efforts et se traduisant parfois par une série de mouvements de rapprochement saccadés des cordes vocales, appréciables au laryngoscope.

Les observations cliniques de cette variété de névrose sont jusqu'ici fort rares ; aussi éprouvons-nous quelque scepticisme à l'égard de la légitimité de son existence et nous demandons-nous s'il ne s'agirait pas là tout simplement d'un certain degré de parésie des adducteurs, peut-être prodromique de quelque affection bulbaire, latente, et s'accompagnant, comme c'est la règle en pareil cas, de manifestations hyper-kinésiques toniques ou cloniques de la part du groupe musculaire antagoniste.

CHAPITRE II

DYSKINÉSIE LARYNGÉE CHORÉIQUE

Le terme « chorée du larynx » est communément, et, à notre sens, improprement appliqué à des troubles de la motilité du larynx d'origine très variée, ayant pour caractère commun des mouvements convulsifs cloniques des cordes vocales. Nous croyons, pour notre part, devoir réserver cette dénomination aux phénomènes dyskinésiques dont le larynx peut être le siège chez les malades atteints de chorée. Restreinte à cette acception, la chorée du larynx paraît être une affection rare : du moins n'avons-nous pu en réunir qu'un très petit nombre d'observations.

Kumieutt en a publié deux cas [1] dans lesquels les malades faisaient entendre des sons saccadés, partiellement articulés, distincts de la toux dont ils n'avaient pas le caractère explosif. L'état d'agitation des malades rendit l'examen laryngoscopique impossible.

Dans un cas de Garel [2], une chorée occupant le visage et les épaules se compliquait d'un hoquet tenace qui guérit, ainsi que les autres manifestations choréiques, à la suite de badigeonnages intra-laryngés, répétés pendant une semaine.

Un autre malade, observé par Keimer [3], de Fribourg, présenta, au cours d'une chorée, une toux sourde, puis aboyante. Au laryngoscope,

1. *N. Y. med. Record*, 3 décembre 1887.
2. *Lyon méd.*, 19 juillet 1885.
3. *Deutsch. medic. Wochenschr.*, 1885, n° 40, p. 687.

on put constater de brusques mouvements de rapprochement et d'écartement des cordes vocales.

Krause (cité par Gottstein) eut l'occasion de constater, dans le cours de la chorée, des mouvements de tremblotement (Zittern) des cordes vocales qui paraissaient faiblement tendues, mais rien qui rappelât les mouvements caractéristiques de la chorée.

Gottstein cite enfin, d'après une communication orale de Biermer, un malade observé par ce dernier et qui, dans le cours d'une chorée, offrait un chevrotement spécial de la voix (Meckernd), mais chez qui l'intensité des mouvements choréiques rendit toute tentative laryngoscopique irréalisable.

Comme on le voit, tous ces faits sont bien disparates et incomplets, et nous pouvons dire que l'histoire de la chorée du larynx, dans le sens où nous l'entendons, est presque complètement à faire.

CHAPITRE III

DYSKINÉSIE LARYNGÉE
DANS LA PARALYSIE AGITANTE

Fr. Müller[1] paraît avoir étudié le premier les désordres produits dans la motilité du larynx par la maladie en question. Chez le malade dont il rapporte l'observation, la voix était entrecoupée par des silences fréquents. Au laryngoscope, on constatait que l'adduction inspiratoire des cordes était contrariée par des mouvements saccadés d'adduction incomplète.

Dans ces derniers temps[1], le Dr A. Rosenberg a donné de ce trouble laryngé spécial une description beaucoup plus complète. Le sujet qui fit l'objet de ce travail présentait, outre la plupart des symptômes classiques de la maladie de Parkinson, des manifestations

1. *Charité-Annalen*. Bd XII, p. 267, 1887.
2. *Berl. klin. Wochenschr.*, 1er août 1892, p. 771. Analyse dans les *Arch. internat. de laryng.*, 1892, n° 5. p. 297.

du même ordre portant sur le langage et la phonation.

Les troubles phonatoires se manifestaient : 1° subjectivement par la difficulté à émettre un son prolongé et surtout par l'impossibilité de maintenir le son à sa tonalité initiale, la voix tendant toujours à baisser; 2° objectivement par l'examen laryngoscopique qui révélait les particularités suivantes :

Au moment où le malade commençait à émettre un son, on voyait les cordes vocales se rapprocher promptement, mais ne pas se maintenir longtemps dans cette position. D'autre part, les cordes paraissaient ne pas obéir immédiatement à la volonté, car il s'écoulait toujours un intervalle relativement long entre le commandement et le commencement de l'adduction phonatoire. En outre, elles laissaient entre elles une mince fente elliptique dont la largeur augmentait et diminuait d'une façon rythmique, isochroniquement aux mouvements de la tête et du membre supérieur gauche. Les mouvements étaient plus marqués sur la corde gauche que sur la droite. Enfin l'on constatait, sur chaque corde considérée isolément, et encore avec une prédominance marquée sur la gauche, des sortes de sursauts, de tressaillements également isochrones au tremblement des autres parties du corps.

CHAPITRE IV

DYSKINÉSIE LARYNGÉE
DANS LA SCLÉROSE EN PLAQUES

Les observations de troubles de la motilité laryngée dans la sclérose en plaques sont encore peu nombreuses.

Nous trouvons une première mention de l'affaiblissement de la voix dans cette maladie, dans la thèse d'agrégation d'Hallopeau (1875).

Une dizaine d'années plus tard, Vulpian, dans ses leçons sur les maladies du système nerveux, parle aussi de cet affaiblissement de la phonation et fait en outre allusion à la disparition des modulations vocales.

Nous trouvons des détails beaucoup plus circonstanciés sur ce sujet dans l'ouvrage alle-

mand d'Erb, sur les maladies du système nerveux. Cet auteur insiste sur la monotonie de
la voix interrompue par de brusques change-
ments de tonalité.

Schüle[1] mentionne le rapide passage de la
voix dans le registre de tête.

L'année suivante Leube[2] publie dans le
même recueil trois observations de troubles
phonatoires dans la sclérose en plaques, et
donne le résultat du premier examen laryngoscopique pratiqué dans ces conditions.

Nous trouvons d'autres examens semblables
mentionnés dans le livre de Löri (*Die durch
anderweitige Erkrankungen bedingten Veränderungen des Kehlkopfs*) où cet auteur étudie pour
la première fois le tremblement spécial des
cordes vocales.

Ce symptôme est l'objet d'une étude toute
spéciale de J. Collet, interne des hôpitaux de
Lyon, dans une excellente revue de la question
publiée par lui, cette année, dans les *Annales
des maladies de l'oreille et du larynx*, à propos d'une observation des plus intéressantes,

1. *Deutsch. Archiv für klin. Med.*, t. VII, p. 159.
2. *Ibid.*, t. VIII, p. 1.

relevée dans le service de son maître Garel.

L'un des phénomènes le plus unanimement noté par les observateurs est la monotonie de la voix. Cette monotonie est toutefois entre-coupée, par intervalles, ainsi que nous l'avons indiqué plus haut, par de brusques change-ments de tonalité, qui font subitement passer la voix de la note grave, à laquelle elle se can-tonne habituellement, à une note du registre de tête (Schüle). Erb a observé un cas où les changements de tonalité se faisaient avec un intervalle de tierce entre les tons successifs.

Un autre symptôme assez communément observé (il manquait dans le fait Garel-Collet), c'est la production d'une inspiration éclatante entrecoupant le rire et les pleurs (Erb, Schüle, Löri) et survenant quand le malade veut res-pirer largement (Löri).

Chez la plupart des malades observés, la pa-role était scandée par des poses séparant cha-que syllabe de la suivante, ou survenant entre des groupes de syllabes.

1. Le tremblement des cordes vocales et les troubles de la phonation dans la sclérose en plaques. *Ann. des mal. de l'oreille...*, février 1892, p. 81.

Ils ont la plus grande peine à soutenir un son avec quelque durée. Ils débutent généralement par un son grave et faible et Leube a noté que, si on les invite à en augmenter l'intensité, ils en élèvent en même temps la tonalité.

Löri a enfin signalé un remarquable retard dans l'émission du son. Quand, pratiquant l'examen laryngoscopique, il priait le malade de proférer une note, il constatait que le son n'était émis qu'un certain temps après que les cordes s'étaient mises en contact.

Mais le signe le plus caractéristique fourni par le miroir est la constatation, au niveau des cordes vocales, d'oscillations qui paraissent assimilables au tremblement intentionnel des membres.

Déjà Leube avait noté des alternatives de tension et de relâchement des cordes interrompant la régularité de leur fonctionnement phonatoire et respiratoire.

Löri avait signalé un brusque frémissement des cordes survenant au commencement de l'inspiration et de la phonation; mais c'est à Collet que nous devons la description la plus détaillée de ce phénomène : « On constate, dit cet auteur, des oscillations à peu près continues des cordes. Elles se produisent aussi bien pendant l'ouverture que pendant la fermeture de la glotte. Pendant l'inspiration, les cordes se cachent derrière les bandes ventriculaires ; on les voit alternativement apparaître, puis disparaître par le fait même du tremblement. Ordonne-t-on au malade d'émettre un son, on voit les cordes se rapprocher l'une de l'autre, en décrivant des oscillations, au lieu de se rapprocher franchement et d'un seul coup. Ces oscillations sont irrégulières, à tel point qu'on ne peut en déterminer le rythme : elles ne paraissent pas en moyenne être plus de 60 par minute. Les oscillations des deux cordes ne se correspondent pas ; à certains moments elles sont plus nombreuses d'un côté que de l'autre... »

Les auteurs qui ont étudié les désordres produits dans la motilité du larynx par les lésions de la sclérose en plaques ont cherché à les expliquer par un apport défectueux et irrégulier de l'influx nerveux moteur. Cette explication, toute vague qu'elle soit, nous paraît, dans tous les cas, d'accord avec les données de l'observation et avec nos connaissances relatives aux caractères histologiques des lésions médullaires (destruction incomplète des cylindreaxes). Cette irrégularité et cette défectuosité de l'innervation musculaire nous rendent compte en effet de la lenteur notée dans les actes phonatoires et respiratoires, lenteur par suite de laquelle le son n'est émis qu'un certain temps après que les cordes se sont mises en contact, et qui fait que, les abducteurs tardant à écarter les cordes pour le début de l'inspiration, l'air est obligé de franchir avec bruit l'intervalle insuffisant laissé entre elles (Leube). Nous nous expliquons par les mêmes raisons l'impossibilité d'une contraction soutenue (parole scandée, impossibilité de filer un son de quelque durée), enfin la monotonie de la voix par laquelle le malade semble instinctivement vouloir réduire l'acte phonatoire à la plus grande simplicité, en s'épargnant tout effort de modulation.

CHAPITRE V

DYSKINÉSIE LARYNGÉE DANS LE TABES

Existe-t-il une ataxie des cordes vocales assimilable à celle des membres, ainsi que l'ont admis théoriquement les premiers auteurs (Cruveilhier, Féréol) qui, sans le contrôle du miroir, ont observé des troubles phonatoires dans le cours du tabes?

Dans son excellente revue sur les troubles laryngés tabétiques, notre distingué collègue et ami, R. Dreyfuss, de Strasbourg[1], s'élève contre l'application du terme ataxie aux désordres musculaires du larynx, au moins pour ce qui a trait à sa fonction respiratoire, alléguant que l'abduction inspiratoire du larynx est confiée à une seule paire de muscles et que l'ataxie ne peut se produire que dans un groupe musculaire, par suite de l'incoordination survenue

____

1. *Virchow's Archiv*, 1890, t. CXX, p. 154.

dans le fonctionnement réciproque des divers muscles qui entrent dans sa constitution.

Burger, dans le travail auquel nous avons déjà fait plus d'une allusion, a montré que la valeur de cette objection n'était qu'apparente, puisque l'abduction laryngée, conformément aux lois générales de la physiologie musculaire, exigeait non seulement la contraction des muscles abducteurs à proprement parler, mais encore celle de leurs antagonistes, en sorte qu'une ataxie laryngée même respiratoire pourrait être la conséquence d'un défaut d'harmonie d'action entre ces deux groupes destinés à entrer simultanément en jeu.

Nous admettons donc, avec Krause, avec Burger et avec les auteurs qui les ont précédés la légitimité d'une *ataxie laryngée*.

Dès 1825, Cruveilhier mentionnait dans son anatomie pathologique un caractère saccadé, entrecoupé et un affaiblissement de la phonation chez un ataxique.

Féréol, dans sa célèbre communication à la Société médicale des hôpitaux (5 février 1869), entre dans des détails circonstanciés à propos du second de ses malades : « La conversation était entrecoupée par une sorte de sanglot bizarre tenant le milieu entre le hoquet et l'aboiement de certaines chorées laryngiennes. Cette sorte de hoquet, lancé à deux ou trois reprises, coupait les phrases, et alors les mots étaient souvent prononcés pendant l'inspiration. Le malade parlait pour ainsi dire au rebours. »

Fournier, dans ses leçons sur la période préataxique du tabes d'origine syphilitique, consacre quelques lignes à la description des mêmes désordres : « Par instants, dit-il, et d'une façon soudaine, absolument inattendue, le malade ne peut plus parler comme à l'état normal, comme à son ordinaire. La voix ne sort plus ou ne sort qu'étouffée, sourde, fausse, discordante, comme si les deux cordes vocales ne vibraient plus à l'unisson... D'autres fois, la voix ne sort que par saccades ; elle est entrecoupée, intermittente, comme scandée. De véritables lacunes vocales, si je puis dire, brisent la continuité du son. »

A toutes ces descriptions il manque le contrôle du miroir laryngé. Cette lacune est comblée par Krause [1], qui, en 1884, fait connaître la première observation d'ataxie laryngée, constatée laryngoscopiquement. Depuis, d'autres observations semblables ont été publiées par Burger [2], par Oppenheim [3], par Fano [4], par Kuessner [5].

Les caractères notés dans ces différents faits offrent la plus grande analogie et la description qu'en donne Burger à propos de son premier malade peut être citée comme type : « Pendant la respiration, régulière et profonde, se montrent des mouvements iréguliers des cordes vocales, mouvements d'abduction et d'adduction. Il semble qu'elles soient brusquement amenées en deçà du mouvement commencé, pour le reprendre ensuite avec la même brusquerie. D'une façon générale, les cordes vocales exécutent, au cours d'une profonde inspiration ou d'une profonde expiration, deux ou trois mouvements d'abduction ou d'adduction, au lieu d'un seul. Le plus souvent, l'abduction l'em-

1. *Virch. Arch.*, 1884. T. XCVIII. p. 294.
2. *Loc. citat.*
3. *Berl. klin. Wochenschr.*, 1885, p. 815, n° 49.
4. *Archiv f. Psych.*, 1890. T. XXI. p. 156.
5. *Berl. klin. Wochenschr.*, 1887, n° 20.

porte en énergie sur l'adduction pendant l'inspiration, mais le contraire s'observe aussi... Pendant la phonation on voit les cordes vocales (d'abord juxtaposées) s'écarter comme par une brusque secousse. L'acte phonatoire terminé, on les voit reprendre la position correspondant à la respiration tranquille, par une nouvelle secousse suivie de plusieurs mouvements moins amples. Cette particularité s'observe surtout lors de l'émission des sons élevés... »

Cette description nous semble légitimer complètement l'admission d'une ataxie laryngée tant respiratoire que phonatoire.

Ici, en effet, comme aux membres, nous assistons à un désordre de la motilité consistant en ce que le mouvement voulu, au lieu d'être réglé, dépasse à tout instant, en énergie et en rapidité le but fonctionnel, ou se trouve contrarié par la contracture intempestive des muscles antagonistes.

FIN

TABLE DES MATIÈRES

NÉVROPATHIES LARYNGÉES MOTRICES

PREMIÈRE PARTIE

TROISIÈME PARTIE

DYSKINÉSIES LARYNGÉES
INCOORDINATION DES MOUVEMENTS
DES CORDES VOCALES

Paris. — Typ. Chamerot et Renouard, 19, rue des Saints-Pères. — 29497.

Bulletin

des

Annonces

ANTISEPSIE

DES

VOIES URINAIRES

PAR LES

CAPSULES SALOLÉES

DE

Lacroix

Ces capsules renferment le SALOL à l'état de dissolution, c'est-à-dire sous la forme la plus active et la mieux assimilable des préparations antiseptiques préconisées dans les affections bacillaires.

SANTAL SALOLÉ — OLÉO SALOL

EUCALYPTOL SALOLÉ — TÉRÉBENTHINE SALOLÉE

ESSENCE DE TÉRÉBENTHINE SALOLÉE

COPAHU SALOLÉ

Dépôt : Ph^ie **LACROIX**, 76, rue du Château-d'Eau, PARIS

ET TOUTES LES PHARMACIES